中国医学临床百家

冯 华/著

# 脑出血

## 冯 华 2021 观点

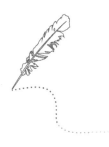

科学技术文献出版社
SCIENTIFIC AND TECHNICAL DOCUMENTATION PRESS

·北京·

**图书在版编目（CIP）数据**

脑出血冯华2021观点 / 冯华著. —北京：科学技术文献出版社，2021. 1（2022.3重印）

ISBN 978-7-5189-7513-6

Ⅰ.①脑…　Ⅱ.①冯…　Ⅲ.①脑出血—诊疗　Ⅳ.① R743.34

中国版本图书馆 CIP 数据核字（2020）第 257939 号

**脑出血冯华2021观点**

策划编辑：帅莎莎　　责任编辑：帅莎莎　　责任校对：张吲哚　　责任出版：张志平

| | |
|---|---|
| 出 版 者 | 科学技术文献出版社 |
| 地 址 | 北京市复兴路15号　邮编　100038 |
| 编 务 部 | （010）58882938，58882087（传真） |
| 发 行 部 | （010）58882868，58882870（传真） |
| 邮 购 部 | （010）58882873 |
| 官方网址 | www.stdp.com.cn |
| 发 行 者 | 科学技术文献出版社发行　全国各地新华书店经销 |
| 印 刷 者 | 北京虎彩文化传播有限公司 |
| 版 次 | 2021 年 1 月第 1 版　2022 年 3 月第 3 次印刷 |
| 开 本 | 710×1000　1/16 |
| 字 数 | 175千 |
| 印 张 | 19.25　彩插12面 |
| 书 号 | ISBN 978-7-5189-7513-6 |
| 定 价 | 138.00元 |

# 序
## Preface

韩启德

　　欧洲文艺复兴后，以维萨利发表《人体构造》为标志，现代医学不断发展，特别是从 19 世纪末开始，随着科学技术成果大量应用于医学，现代医学发展日新月异，发生了根本性的变化。

　　在过去的一个世纪里，我国现代化进程加快，现代医学也急起直追。但由于启程晚，经济社会发展落后，在相当长的时期里，我国的现代医学远远落后于发达国家。记得 20 世纪 50 年代，我虽然生活在上海这个最发达的城市里，但是母亲做子宫切除术还要到全市最高级的医院才能完成；我患猩红热继发严重风湿性心包炎，只在最严重昏迷时用过一点青霉素。20 世纪 60—70 年代，我从上海第一医学院毕业后到陕西农村基层工作，在很多时候还只能靠"一根针，一把草"治病。但是改革开放仅仅 40 多年，我国现代医学的发展水平已经接近发达国家。可以说，世界上所有先进的诊疗方法，中国的医生都能做，有的还做得更好。更为可喜的是，近年来我国医学界开始取得越来越多的原创性成果，在某些点上已经处于世界领先地位。中国医生已经不再盲从发达国家的疾病诊疗指南，而能根据我们自己的经验和发现，根据我国自己的实际情况制定临床标准和规范。我们越来越有自己的东西了。

要把我们"自己的东西"扩展开来，要获得越来越多"自己的东西"，就必须加强学术交流。我们一直非常重视与国外的学术交流，第一时间掌握国外学术动向，越来越多地参与国际学术会议，有了"自己的东西"也总是要在国外著名刊物去发表。但与此同时，我们更需要重视国内的学术交流，第一时间把自己的创新成果和可贵的经验传播给国内同行，不仅为加强学术互动，促进学术发展，更为学术成果的推广和应用，推动我国医学事业发展。

我国医学发展很不平衡，经济发达地区与落后地区之间差别巨大，先进医疗技术往往只有在大城市、大医院才能开展。在这种情况下，更需要采取有效方式，把现代医学的最新进展以及我国自己的研究成果和先进经验广泛传播开去。

基于以上考虑，科学技术文献出版社精心策划出版《中国医学临床百家》丛书。每本书涵盖一种或一类疾病，由该疾病领域领军专家撰写，重点介绍学术发展历史和最新研究进展，并提供具体临床实践指导。临床疾病上千种，丛书拟以每年百种以上规模持续出版，高时效性地整体展示我国临床研究和实践的最高水平，不能不说是一个重大和艰难的任务。

我浏览了丛书中已经完稿的几本书，感觉都写得很好，既全面阐述有关疾病的基本知识及其来龙去脉，又介绍疾病的最新进展，包括笔者本人及其团队的创新性观点和临床经验，学风严谨，内容深入浅出。相信每一本都保持这样质量的书定会受到医学界的欢迎，成为我国又一项成功的优秀出版工程。

《中国医学临床百家》丛书出版工程的启动，是我国现代医学百年进步的标志，也必将对我国临床医学发展起到积极的推动作用。衷心希望《中国医学临床百家》丛书的出版取得圆满成功！

是为序。

# 推荐序一

　　卒中（脑血管病）是导致我国成年人死亡、残疾的首位病因。虽然出血性脑卒中的发病率低于缺血性脑卒中，但是其死亡率却超过缺血性脑卒中。由于我国尚未建立全国卒中数据库和开展全国范围的流行病学调查，故而卒中的发病率、患病率、死亡率数据多来源于局部地区或研究机构的报告。根据卫生部和卫生年鉴报告（1985—2001 年），中国卒中发病率是（63 ~ 646）/10 万（男性）和（45 ~ 368）/10 万（女性）；自发性脑出血死亡率在《中国心血管病报告2016》中，2015 年为 72.26/10 万（农村）和 52.09/10 万（城市），而且有北方地区高于南方地区的趋势。发病率和死亡率均高于西方发达国家。脑出血不仅严重影响我国人民的身体健康，而且给个人、家庭和社会造成了沉重的经济负担。

　　近 10 年来，有关脑出血的基础研究、临床流行病学调查、诊断技术、防治方法和康复治疗等不断进展。但由于对新理论、新知识、新技术和新防治方法的应用和推广，特别是对各种共识和指南的接受程度还存在较大的个体和地区差异；故而对脑出血危险因素的认识和防治，特别是对新的脑出血危险因素的寻找和深入的基础研究还有待进一步加强。这些因素均会影响我国脑出血防治水平的提高。因此，攻克脑出血的道路依然崎岖，还需要我们加倍努力。

近来，冯华教授在国家 973 计划出血性脑卒中项目基础上，组织陆军军医大学第一附属医院（重庆西南医院）神经外科有志于脑出血研究的同道，收集国内外文献，并结合其自身数十年研究经验，编写了《脑出血冯华 2021 观点》。本书不仅综合了脑出血的发病机制、诊断手段、精准治疗、监护方法、预防手段、康复辅助等方面的国内外新进展，而且包含了基础医学与多学科交叉的革新；既兼顾了传统理论的传承，又提出了新理念和新观点，可以说是指导脑出血临床诊疗与基础研究的一本开卷有益的参考读物。

参与本书编写的作者都是活跃于临床一线的青年医师和研究生，他们学术思想活跃，善于开拓进取。因此，可以说本书既反映了当今脑出血研究的国内外现状，又反映了陆军军医大学第一附属医院脑出血研究的阶段性成果。希望本书的出版能为神经外科医师，尤其是基层神经外科医师，提供有用的参考，更希望冯华教授与其团队继续努力，为攻克脑出血添砖加瓦，展现中国人的智慧和才干。

中国工程院院士

复旦大学神经外科研究所所长

复旦大学附属华山医院神经外科主任

上海神经外科临床医学中心主任

（周良辅）

# 推荐序二

据原国家卫生和计划生育委员会脑卒中防治工程委员会编写的《中国脑卒中防治报告2019》显示，脑卒中已成为中国居民死亡原因的第一位，其中40～64岁劳动力人群所占的比例超过60%，且年轻化趋势明显，平均发病年龄比美国提前10余年。其中脑出血患者占1/3左右，该病起病凶险，死亡率和致残率高，给社会和家庭造成了巨大的精神压力和难以弥补的经济负担。

随着脑血管病的预防逐步受到重视，以及外科手术和神经监护技术的进步，脑出血的发病率和死亡率已明显下降。然而神经科学领域的最新进展往往不能获得合理、规范应用，故而临床医师对于脑出血患者的诊断思路和给出的治疗方案仍然千差万别，这也常常会造成脑出血患者神经功能预后不良。陆军军医大学第一附属医院（重庆西南医院）冯华教授团队长期致力于脑出血等急性中枢神经系统损伤的基础与临床诊疗研究，深谙"以临床为基础，以科研为翅膀"之道，在中国首个脑出血领域 973 计划和国家自然科学基金重点国际合作项目支持下，创造性提出"豆纹动脉神经复合体"新理念，从规范化基础与转化研究入手，结合国际、国内临床试验结果，编写了《脑出血冯华 2021 观点》一书。书中不仅系统总结了脑出血发病机制、手术治疗、多模态重症监护及神经康复新进展，亦时刻体现精准神经外科发展过程中对于神经功能保护的核心思想，是一本令人耳目一新的参考读物。

中国幅员辽阔、地大物博，但各地区经济与社会发展水平差异较大，而脑出血恰恰是基层神经外科医师最常接触的疾病，非常考验医师的临床诊疗水平和疾病管理经验，需要长期理论积累和系统规范培训。"学而不思则罔，思而不学则殆"，本书系统总结了冯华教授团队在脑出血诊疗领域的创新性观点、临床经验和批判性认识，讲解深入浅出，能为神经外科医师的成长提供有用的参考。最后希望本书能助力脑出血患者得到更高水平的医疗康复和护理。

时值全球共同抗疫之际，应主编邀请，写下读书随感，权以当序。

美国罗马琳达大学神经科学研究中心主任

John H. Zhang

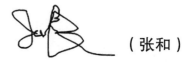

（张和）

# 作者简介
Author introduction

　　冯华，教授，主任医师，陆军军医大学第一附属医院（重庆西南医院）神经外科（国家重点学科、国家临床重点专科、全军神经外科研究所、全军神经创伤防治重点实验室、重庆市脑科学协同创新中心）主任，国家973计划项目首席科学家，第十一届中国医师奖获得者，重庆市政协委员，重庆市首批学术学科领军人才，重庆市首席医学专家。兼任中国医师协会神经修复学专业委员会副主任委员兼总干事，中华医学会神经外科分会常务委员，中国医师协会神经外科医师分会常务委员，《中华神经外科杂志》《中华神经医学杂志》《中国临床神经外科杂志》等杂志副总编辑。

　　主要从事：出血性脑卒中防治研究；神经系统创伤的救治与神经功能重建；脑功能精准定位下脑肿瘤微创切除与光动力诊疗；前沿技术在脑科学的转化。先后主持国家973计划项目、国家自然科学基金国际合作项目、国家自然科学基金重大项目、军队科研重大项目等各级科研项目50余项，科研经费

10 660 余万元。获批发明专利 26 件，其中国际 PCT 专利 8 件。主编（译）专著 11 部，其中英文专著 4 部。发表 SCI 收录论文 154 篇（IF > 5.0，48 篇），被引用 2454 次。获国家科技进步二等奖 1 项，军队科技进步一等奖 2 项，重庆市科技进步一等奖 4 项，教育部科技进步一等奖 1 项。

# 前言
## Foreword

　　脑血管病作为人类头号杀手，每年可造成 1600 万人死亡，二战"三巨头"罗斯福、斯大林、丘吉尔皆死于脑出血。随着现代生活水平的提高，其患病率、死亡率仍在逐年上升。2016 年，由中国疾病预防控制中心发布于 *Lancet* 杂志的研究显示：我国 27 个省份人口的损伤生命年数（year of life lost，YLL）的首要原因均为脑血管意外。脑出血发病迅猛，进展快速，具有"发病率高、致残率高、死亡率高、复发率高，并发症多"，即"四高一多"的特点，正确规范的救治可以大大减少其致死、致残率，极大节省卫生健康资源。

　　脑出血是基层神经外科医师最常接触的疾病，诊断往往很明确，但治疗手段多样，而康复过程大多漫长。近年来学界在诊治观点上不断取得新的进展，随着国家 973 计划脑出血项目的完成，笔者为推广这一常见病的学术进展，受科学技术文献出版社委托，特组织陆军军医大学第一附属医院（重庆西南医院）神经外科同道编著本书。首先，笔者在本书中介绍了"豆纹动脉神经复合体"，将脑出血这一单纯出血性疾病提升为"血管—血流—神经核团—内囊纤维束"四位一体的整体思考；其次，率先将 "White Matter Recover" 理念引入脑出血的微创治疗；再次，提出脑出血破入脑室后四脑室脑干受压情况是预后不良的影像学标志，另外在治疗方式上，本书介绍了多项最新的大规模前瞻性多中心临床试验结果，其中有取得成效的，也有失败了的；最后，本书指出精准神经外科和多模态监护手段的发展可能将给脑出血的诊疗带来突破，并着重介绍了笔者所主导的 50 mT 移动磁共振卒中单元的开发进展。

本书中，笔者总结了自己三十多年来的临床经验，也查阅汇总了疾病的最新临床进展，更聚集了本团队在脑出血领域的最新研究成果。作为一名生于基层医院、长于基层医院的神经外科医师，笔者十分愿意为基层医院神经外科通道提供一本能及时了解脑出血诊疗最新进展、具有中国特点的书籍。进而用中国脑出血的患者数量优势，开展前瞻性多中心临床研究，为脑出血这样的难治性疾病提出中国规则。

非常感谢复旦大学附属华山医院周良辅院士在申请及完成脑出血领域首个国家 973 计划项目过程中的支持和贡献，更感谢其亲笔为本书作序。同时，也要感谢美国罗马琳达大学的张和与唐吉平教授、密歇根大学奚国华和华亚教授，长期担任笔者所在科客座教授，特别感谢他们在脑出血 973 项目的申请、完成和学科人才培养中所做出的巨大贡献。另外，本书还特别感谢南方医科大学第三附属医院的刘承勇与魏大年教授在高血压脑出血穿刺引流术定位技术中做出的卓越探索，并在本书中介绍了相关成果。最后，脑出血是常见病、多发病、危重病，防治方面进展很快，本书所阐述的观点仅供参考，望各位同道尤其是广大基层医院同道指正。

陆军军医大学第一附属医院神经外科主任
全军神经外科研究所主任
中国人民解放军神经创伤防治重点实验室主任
国家 973 计划项目首席科学家

**冯华**

# 目 录
Contents

**概述 / 001**

1.脑出血是致死和致残率最高的脑血管病，加强研究是国家重大

需求 / 002

2.脑出血的研究与治疗现状及存在的问题 / 003

3.“豆纹动脉神经复合体”概念的提出及其指导意义 / 004

4.“豆纹动脉神经复合体”在基础与临床研究中的进展 / 007

5.White Matter Recover 是脑出血精准手术的基本原则 / 010

6.脑出血手术目的应从防治脑疝形成转变为保护白质纤维束 / 012

**自发性脑出血的流行病学、致病因素及其预警体系 / 016**

8.自发性脑出血的危险因素及致病因素 / 023

9.自发性脑出血的预警体系 / 036

10.H 型高血压与脑出血 / 041

11.血尿酸升高可能为脑出血的危险因素，但仍有待进一步研究 / 042

**脑出血影像学预警与诊断进展 / 047**

12.早期血肿扩大是脑出血患者预后的独立危险因素 / 047

13. 磁共振磁敏感加权成像和磁共振波谱成像在脑出血中的应用价值 / 053

14. 血肿周围水肿形成是脑出血远期不良预后的预测因子 / 056

15. 白质功能与皮层同样重要，磁共振弥散张量成像可活体显示白质神经纤维束 / 060

16. 脑出血后血肿扩大危害大，早期预测手段的准确性仍有待提高 / 062

17. 脑出血破入脑室后四脑室脑干背侧线受压是高血压脑室出血预后不良的独立危险因素 / 064

**脑出血治疗的研究进展 / 076**

18. 脑出血急性期平稳管理血压非常重要，快速降压虽然安全但仅限于个体化治疗 / 076

19. 脑出血患者是否获益于重组Ⅶa因子的止血治疗尚未得到证实 / 079

20. 高渗氯化钠注射液较甘露醇具有更好的降低颅内压的作用 / 080

21. 血糖的严格监测与管理在脑出血患者中被推荐使用 / 082

22. 亚低温治疗可减轻血肿周围水肿发生，但对颅内压增高的疗效尚未得到证实 / 083

23. 神经内分泌系统参与脑出血后脑水肿的形成和发展 / 085

24. 通过引流管进行的血肿内注射 rt-PA 可减少脑室出血后继发性脑积水，减少死亡率 / 086

25. 纤溶术联合腰池引流有效减少脑出血破入脑室患者永久脑室分流率 / 090

26. 逆转口服抗凝药相关出凝血障碍的药物治疗 / 093

27. 血小板功能监测可能有助于判断抗血小板聚集药物的影响，
但并不推荐抗血小板治疗相关性脑出血患者输注血小板 / 095

28. 警惕脑出血患者血栓性疾病的发生 / 099

29. 脑出血破入脑室的临床分析 / 102

30. 脑出血破入脑室后继发性脑积水的形成机制 / 105

**微创精准神经外科技术的进展 / 119**

31. 大骨瓣减压加血肿清除术是目前我国各级医院最常用的手术途径，
脑室外引流可作为预防脑积水或脑室铸型的重要手段 / 119

32. 锥颅穿刺置管引流术可用于脑疝患者急救，但再出血风险高 / 122

33. 幕上脑出血患者临床预后并不受益于早期开颅显微血肿
清除术 / 123

34. 神经导航下微创血肿穿刺引流联合 rt-PA 治疗脑出血是安全的，
脑叶与深部血肿患者获益明显 / 126

35. Apollo 辅助下微创脑室出血清除术迈出了手术机器人辅助下颅脑
手术的尝试 / 130

36. 神经内镜微创血肿清除术提高了术中可视化程度与血肿
清除率 / 133

37. 新型手术动力系统辅助血肿精确定位与清除 / 140

38. 在神经内镜与 DTI 图像辅助下的白质纤维束旁精准神经内镜技术
极大地保护了患者功能，提高了预后水平 / 141

**脑出血穿刺引流术定位技术进展介绍 / 148**

39. 穿刺引流术仍然是临床针对高血压脑出血最常采用的微创

技术 / 148

40. 高血压脑出血穿刺术中如何快速准确定位仍然是一个关键技术问

题，在立体定向仪和神经影像导航之外，临床现在还缺乏一套适合各

级医院的各级医师使用的统一定位方法 / 149

41. 不同部位的血肿需要选择最佳的手术穿刺方向 / 151

42. 高端颅脑定位技术的发展与应用 / 151

43. 国内高血压脑出血穿刺简易定位方法的探索 / 154

44. 基于 OM 线 CT 扫描定位原理的欧米伽 -1 型颅脑穿刺导引器辅助精

准穿刺引流术治疗脑出血刚在临床开始使用，是一种新的方法，适合基

层医院开展 / 155

45. 欧米伽 -1 型颅脑穿刺导引器治疗高血压脑出血技术初步经验显示

在技术掌握难度、定位精确性、手术时间上具有一定优势 / 160

**多模态监护在脑出血监护与超早期鉴别中的应用 / 167**

46. ICH 评分是目前用于脑出血严重性评价应用最广的评分方法，

但临床医师的综合判断较规范化评分更为准确 / 167

47. 颅内压监护作为脑出血后病情监护的最重要手段，预警病情变化，

指导干预时机，但其侵入性特点具有危险性 / 170

48. 电生理技术可为患者功能恢复提供客观指标 / 172

49. 生物电阻抗技术为脑出血患者提供脑水肿动态监护手段 / 174

50. 无创近红外脑氧监护可提供脑皮层循环状态的直观监测 / 176

51. 微透析监测可早期发现脑组织代谢功能障碍 / 177

52. 联合电阻抗技术、脑温、脑氧监测及 A 型超声的多模态监护用于卒中超早期鉴别诊断 / 179

53. 脑出血后小胶质细胞激活与表型转换在继发性损伤中扮演关键角色，调整这一过程的药物具有良好的应用前景 / 182

54. "豆纹动脉神经复合体"损伤可能是脑出血导致不可逆性脑水肿的关键因素 / 185

**50 mT 移动 MRI 卒中单元介绍 / 190**

55. 脑卒中救治：时间就是大脑 / 190

56. 移动卒中单元的进展与困境 / 192

57. 脑卒中诊断及监护研究现状：缺乏长期有效的无损伤检测方法和设备 / 194

58. 磁共振成像设备轻量化、小型化研究现状 / 196

59. 国内外首台移动 MRI 卒中单元 / 202

60. 健康人与模式动物成像效果评估 / 204

61. 临床试验初步证实移动 MRI 卒中单元安全性与准确性 / 206

**脑出血复发相关危险因素分析 / 215**

62. 既往发生过脑出血的患者较既往发生过脑缺血的患者再次出血的风险高 / 215

63. 高血压、高龄及首次出血发生的位置（深部或脑叶）是脑出血复发的重要危险因子 / 217

64. 抗凝、抗血小板药物在脑出血后应用可行，但需谨慎 / 220

65. 目前关于他汀类药物与脑出血复发的关系尚不明确 / 230

**重建神经功能是脑出血后康复最重要的环节 / 239**

66. 物理康复治疗有助于脑出血患者运动功能的恢复 / 239

67. 脑出血后精神情感障碍是影响患者预后的重要因素 / 241

68. 经颅电、磁刺激，虚拟现实技术等康复新技术进展 / 243

69. 脑机接口技术的发展为脑出血患者感觉运动功能重建带来
曙光 / 247

70. 高压氧有助于减轻脑出血后继发性脑损伤 / 251

71. 脑出血后锥体外系损伤的研究进展 / 255

72. $C_7$ 神经根移位修复术与脑出血后偏瘫患者的康复外科 / 261

73. 锂盐可能作为有前途的脑出血治疗药物，但需要进一步临床
数据 / 265

**出版者后记 / 283**

# 概述

　　自发性脑出血（spontaneous intracerebral hemorrhage，SICH），俗称脑溢血，是指非外伤引起的成人脑部大小动脉、静脉和毛细血管自发性破裂所致脑实质内出血。自发性脑出血是脑卒中的亚型，具有发病凶险，病情变化快，致死、致残率高等特点，常会造成沉重的社会经济负担。在美国、欧洲、澳大利亚等发达国家和地区，脑出血占卒中类型的10%～15%；而在中国，脑出血（intracerebral hemorrhage，ICH）约占37.1%，部分地区甚至高达50%。最近一项国人脑出血预后分析显示，1个月时脑出血的死亡率为10%，3个月时脑出血的死亡率为25%，1年时脑出血的死亡率为30%。在1个月、3个月时，大约50%的患者残疾或者死亡。1年时患者残疾或者死亡的比例略有降低。

## *1.* 脑出血是致死和致残率最高的脑血管病，加强研究是国家重大需求

2014 年原国家卫生和计划生育委员会编写的《2014 中国卫生和计划生育统计年鉴》数据显示脑血管病居中国农村居民死因第 2 位，居城市居民死因第 3 位。脑卒中包括缺血性脑卒中和出血性脑卒中，其中出血性脑卒中包括脑出血和动脉瘤性蛛网膜下腔出血。随着动脉瘤显微夹闭和介入治疗等技术的发展和应用，蛛网膜下腔出血的治疗效果已得到显著提高。与之相比，自发性脑出血防治却仍未取得明显的进展，成为脑血管病中致残和致死率最高的疾病。主要表现在：①国人脑出血的发病率明显高于西方人且发病率仍在持续攀升。在我国脑出血占脑血管病的 30% ～ 40%，而西方仅占 10% ～ 20%，且脑出血主要表现为高血压脑出血，高血压脑出血的致死率高达 40% ～ 50%，致残率几乎 100%。1984—2004 年，我国 25 ～ 74 岁人群每年脑出血事件男性平均每年以 8.9%、女性平均每年以 4.4% 的速率增长。目前，中国高血压脑出血年发病患者例数为 200 万，累计每年约 150 万例死于脑出血。②对高血压脑出血发生、发展机制的认识仍不充分，仍缺乏有效防治措施。虽然国内外学者积累了大量的高血压脑出血的临床资料，也进行了相关的实验研究，但迄今尚无高质量的临床研究证实手术清除血肿对高血压脑出血的有效性，另外防治高血压脑出血相关药物也尚未成功转化到临床。③我国在脑出血防治方面的研究仍很薄弱。近年来，国际上已开始

重视对脑出血的研究，投入了巨大的人力和物力，脑出血的发病率和死亡率已开始下降。我国在脑出血领域的研究却相对滞后，与缺血性脑卒中相比，研究的投入和支持力度有待加强。因此，结合我国高血压脑出血的发病特点和规律，深入探索其发生、发展机制，寻找有效预警标志与防治新策略，降低发病率、致残率和死亡率，对提高我国人民健康水平和经济发展具有重大意义。

## 2. 脑出血的研究与治疗现状及存在的问题

脑出血后损伤机制分为原发性脑损伤和继发性脑损伤。①原发性脑损伤多为血管破裂，血肿进入脑实质所引起的物理性损伤，包括机械损伤、血肿扩大和脑疝。血肿的占位效应将引起颅内压增高。颅内压逐渐增加时将影响脑血流，引起脑缺血。当颅内压增高超过临界值时将导致脑疝。②继发性脑损伤为血液成分进入脑实质后所引起的一系列病理改变，包括兴奋性神经毒性、炎症、氧化应激、细胞凋亡和红细胞裂解及脑水肿形成。这些机制的研究焦点都集中在神经元，自 1984 年 Simon 等发现 NMDA 受体可介导神经元兴奋性毒性开始，神经元保护已成为脑卒中基础研究与临床治疗的重要策略，通过拮抗、阻止或减缓可导致神经元不可逆损伤的细胞或分子事件，以达到改善患者神经功能这一终极目标。所以，脑出血后继发的神经元兴奋性毒性、氧化应激损伤、炎症免疫损伤、细胞凋亡与坏死是该领域的主要研究方向，但 20 多年来，近 1000 余项临床试验均未显示该类策略的有效性。

不管原发性损伤还是继发性损伤，直接原因均是血肿，所以快速清除血肿、缓解颅内高压、解除机械压迫，并尽可能减少由血肿所致的继发性脑损伤，理论上是治疗脑出血的核心策略。但目前脑出血的外科治疗效果尚有争议。传统认为幕上血肿大于 30 mL、幕下血肿大于 10 mL 的脑出血患者应当手术治疗。但 2 项大型的国际临床多中心试验 STICH Ⅰ 和 STICH Ⅱ 发现开颅血肿清除对改善脑出血患者预后并未带来获益，而近期发表的 MISTIE Ⅲ 研究发现微创手术加重组组织型纤溶酶原激活剂（recombinant tissue plasminogen activator，rt-PA）治疗亦未能改善脑出血患者的预后。而针对脑室出血的脑室内纤溶治疗 CLEAR 研究也未得到阳性结果，因此 rt-PA 治疗脑室出血的安全性及有效性尚不清楚。但值得注意的是在 STICH Ⅱ 研究中，最初随机分配到保守治疗的患者，由于病情加重有 21% 的患者最终采取了手术治疗。因此，在 2015 年的美国心脏协会 / 美国卒中学会（American Heart Association/American stroke Association，AHA/ASA）《自发性脑出血处理指南》中推荐：病情进行性恶化的脑出血患者可手术治疗以挽救患者的生命。

## 3. "豆纹动脉神经复合体"概念的提出及其指导意义

由上文可知，以传统脑出血病理机制为基础建立的治疗策略，虽然让脑出血的研究与治疗取得了较大进步，但没有突破性进展，是什么原因导致这样的困境出现？我们开始反思传统以神经元为核心的研究模式和分子机制的认识是否有偏差？虽然"单细胞—单分子机制"的基本模式有利于深入揭示并挖掘疾病发生、发展与转归的重要干预靶点，但由于忽视了疾病情形下中枢神经系统的结构复杂性与功能复杂性，因而难以明确多重致损因素对多重靶点的多重致损机制。高血压脑出血高发部位在豆纹动脉供血的丘脑基底节区，具有独特的解剖生理特点：①独特的血流动力学特点。豆纹动脉从大脑中动脉以直角发出供应基底节、尾状核和内囊区，豆纹动脉易破裂节段承受了上级分支与下级分支之间 50 mmHg 的脉压差，高血压带来的异常血流剪切力和不稳定的血流状态加重了其负担。②特殊的力学边界条件。高血压脑出血的责任血管以直径为 150 ～ 660 μm 的小动脉为主，该区域血管周围主要由疏松的白质纤维束构成，靠近脑室，血管内外压力差明显，具备血管易破的力学边界条件。③复杂的功能网络。该区域与颅内其他脑组织不同，除一般的神经元、胶质细胞外，还含有支配全身运动的下行神经传导束的交通咽喉——内囊和中继上行感觉传导的丘脑，以及调节全身自主神经和内分泌的下丘脑等结构，出血后必将构成复杂的损伤网络。

目前的研究模式对脑出血的发生关注少，对其发展也只注重以单一神经元保护的研究模式。这种研究模式多注重分子途径的阐明，鲜有针对发生、发展过程系统网络的构建。故而这种以单一因素为靶点的传统研究模式难以取得突破性进展，需要将"血管—血流—神经核团—内囊纤维束"作为整体考虑，提出符合高血压脑出血自身特点的、特异性的研究模式。结合丘脑基底节区独特的解剖结构特点，我们拟将豆纹动脉和丘脑基底节区作为一个整体来研究，提出"豆纹动脉神经复合体（lenticulostriate-artery neural complex，LNC）"的概念，以便整体系统地研究高血压脑出血发生、发展的系统网络机制。该复合体包含了豆纹动脉及其血流动力系统、神经核团丘脑—下丘脑系统和内囊白质纤维束系统。

以"豆纹动脉神经复合体"这一特定而又具有代表性的整体结构为模式，转变思路，系统考虑血流动力学、血管损伤破裂、血肿应力损伤、白质纤维束、神经核团（丘脑、下丘脑）、血液成分及其代谢产物、免疫炎症反应等综合因素导致的继发性脑损伤规律和机制，对高血压脑出血的研究具有重要意义。①"豆纹动脉神经复合体"的概念不仅可解释为什么高血压脑出血好发部位是丘脑基底节区的豆纹动脉，而且还可从整体上研究血管周围应力边界条件、血流动力学参数变化等在高血压致豆纹动脉出血发生中的作用。②有利于将血流动力学、内皮细胞、血管平滑肌细胞、血管周围神经等相偶合进而从细胞、分子水平研究高血压脑出血的发生、发展机制。③可解释患者高血压脑出血后的病理进展及其临床表现，如患者"三偏"综合征系内囊白质损伤所致，脑出血后血肿占位、下丘脑损伤及脑水肿形成是导致脑疝致死的重要因素，脑出血后远期脑萎缩、认知障碍与血液分解代谢产物毒性及过度炎症反应相关。④有利于规避以往脑出血研究模式的局限。重视发展过程、忽视发生预警；重视生化损伤、忽视生物力学损伤；重视神经元保护，忽视下丘脑—内囊白质纤维束整体保护。因此，"豆纹动脉神经复合体"不仅在解剖生理上紧密相连，而且与病理条件下损伤效应密切相关。以"豆纹动脉神经复合体"为整体系统研究高血压脑出血发生、发展的机制，不仅可以探寻高血压脑出血发生的危险因素，建立预警体系，而且可为临床诊治提供新思路。

## 4. "豆纹动脉神经复合体"在基础与临床研究中的进展

在此思路的引领下，本项目组获得国家973计划项目的支持，针对脑出血围绕六个方面展开研究。①"豆纹动脉神经复合体"区易发脑出血的遗传原因、环境危险因素及预警生物标志的研究。②血流动力—血管偶联损伤机制在脑出血发病中的作用及影像学预警征象研究。③脑出血后血肿应力对"豆纹动脉神经复合体"结构与功能的影响及其机制研究。④脑出血后血液分解代谢产物致伤"豆纹动脉神经复合体"的分子机制研究。⑤脑出血后免疫炎症应答规律及其在"豆纹动脉神经复合体"致伤中的作用与机制研究。⑥高血压脑出血后"豆纹动脉神经复合体"损伤在脑水肿形成中的作用及机制研究。

　　脑出血发生的关键遗传因素与环境易感因素不明确，为什么同样的"三高"危险因素，有些人患脑缺血，有些人患脑出血？项目研究发现高同型半胱氨酸、低尿酸分别是脑出血的独立危险因素，通过 GWAS 分析发现包含 *IL-1β*、*ABCA1* 在内的多种基因在脑血管平滑肌的表达水平较颅外平滑肌显著降低，进一步网络通路分析发现上述基因均处于富集通路的关键节点位置，推测上述基因可能与高血压脑出血血管病变密切相关。通过动态网络标志物研究分析，共找到 22 个可能参与高血压发病的重要网络标志物。

　　高血压诱导的血流动力学改变导致血管壁损伤和破裂的机制不清，采用豆纹动脉的血液和血管流固耦合有限元模型，建立了豆纹动脉等强度模型和高血压对豆纹动脉出血的影响。依据"力—化学多场耦合"血管损伤的生物力学成因假说，研究发现持续应力激活内皮细胞 miR-17、miR-20a 的表达可抑制 pkd2、AMPK/eNOS 等蛋白的表达和信号途径，下调血管的舒张功能和完整性，初步验证了力学响应蛋白、分子及信号转导机制在血管破裂损伤中的重要作用。

　　生物力学"豆纹动脉神经复合体"偶联损伤机制不仅在高血压脑出血的发生中起重要作用，在出血后继发性脑损伤中也发挥关键作用。血肿形成后对周围脑组织产生应力效应，临床上血肿体积（反映应力大小）是决定脑出血结局的最主要因素。通过细胞、组织（脑切片）、个体三个层面构建模拟血肿应力加载模型，探讨了不同应力加载下对神经细胞形态、结构和功能等的影响。初步阐明细胞膜上钙离子通道蛋白如 TRPV4、Pizeo1/2 等响应力加载，上调表达从而引起胞内钙离子浓度增加，从而进一步激活凋亡的相关信号通路，介导神经细胞凋亡及功能的变化。

血液与代谢产物及出血后炎症反应对血管和神经的综合损伤机制与规律不明确。我们发现了脑出血后早期红细胞裂解及红细胞吞噬现象，并进一步探究了小胶质细胞激活极化在脑出血后红细胞吞噬和继发性脑损伤中的作用，同时开展大动物（小型猪、非人灵长类）脑出血模型的建立及脑出血后损伤机制的研究，确定客观定量评价脑出血后不同时间点脑损伤程度的标准。研究外周免疫细胞亚群在脑出血的变化，发现 Treg 细胞通过 IL-10-GSK3β-PTEN 轴促进小胶质细胞向 M2 转化进而减轻脑出血炎症损伤。激活的巨噬细胞分泌 IL-23 促进 γδT 细胞产生 IL-17，进而加重脑出血炎症损伤。

对脑出血后继发水肿机制认识和干预措施有限，本项目研究"豆纹动脉神经复合体"损伤在脑水肿形成中的作用及机制，发现脑出血后脑血管、神经元及神经纤维损害在脑水肿形成中的作用及可能机制；初步筛选出高血压脑出血后脑水肿的分子干预靶点；研究脑出血后丘脑核团调控的脑温变化，进一步用 5-HT 激动研究化学降温对脑出血后神经损害的保护作用，并与传统的亚低温治疗进行了对比。搭建了一套超低场强（50 mT）半边便携式永磁体磁共振用于脑水肿和继发出血的实时床旁监测。

针对脑出血对"豆纹动脉神经复合体"区内囊白质纤维束的损伤，本团队提出了新的脑出血手术理念和技术，创立了"白质纤维束旁精准神经内镜技术"，采用有别于传统的手术入路，神经导航下通过神经内镜精准微创清除深部血肿，解除血肿应力对脑组织的损伤效应。同时辅以前述基础研究发现的干预靶点，综合使用药物联合干预，从全新的角度建立了一套针对脑出血的预防、治疗、预警等的系列措施。因此，豆纹动脉神经复合体的概念提出，必然为脑出血的基础研究与临床实践提供新的指引方向，为脑出血患者的救治带来新的希望。

## 5. White Matter Recover 是脑出血精准手术的基本原则

基底神经节内囊区含有大量白质纤维，易受血肿直接压迫，红细胞分解产物可造成继发损伤，导致偏瘫（部分皮质脊髓束和皮质损伤）、偏盲（中央视觉辐射损伤）、感觉缺损（丘脑中央辐射损伤）等后遗症。既往研究也表明，超过77%的ICH患者存在白质纤维束损伤。白质纤维束损伤的病理、生理机制对了解ICH和制订手术方案很重要，大量研究表明，脑白质纤维结构改变与学习、阅读、执行控制、认知功能、运动和语言、额叶功能、精神分裂症、情感障碍甚至一些宏观功能，如呼吸等密切相关。传统的手术方式包括显微镜下开颅血肿清除术、CT引导下锥颅术等，入路的选择主要是以离血肿距离最近的位置造瘘进去，对于脑深部血肿，这些入路多与大脑重要的神经传导束（如锥体束）是相垂直的，所以手术提高了白质纤维束造成损伤的概率。更重要的是不同部位的血肿与白质纤维束的关系也各有不同，如优势大脑半球的血肿，与语言弓状束关系就比较密切，在入路选择中就要特别注意保护这一纤维束。这些都是导致手术效果欠佳的可能原因。随着多模态影像技术、神经导航等技术的出现，基于上述对白质纤维束的认识，陆军军医大学第一附属医院（重庆西南医院）神经外科冯华教授团队率先在国际上提出神经影像导航引导下白质纤维束旁入路，结合现代神经内镜技术，创立了新的脑出血现代治疗新理念——White Matter Recover，以及新的脑出血治疗技术——神经导航引导下经白质纤维束旁入路脑出血内镜微创清除术。我们根据脑出血部位不同、血凝块长轴的不同及其与周围白质纤维束的关系，制订个性化、精准化的手术治疗方案和手术入路，尽最大可能保护神经纤维束，降低医源性损伤，提高脑出血救治成功率和降低脑出血的致残率。此外，我科最新引进了术中 3.0 T 核磁共振技术，结合现代术中核磁共振 Hybrid 手术技术，我们可以实时进行磁共振成像（magnetic resonance imaging，MRI）扫描判断血肿变化、纤维束损害情况、血肿清除程度，并通过三维重建和导航技术实时观察血肿、手术通路与纤维束的关系，这样在术中 MRI 精确引导下保护白质纤维束，避免医源性损伤，从而保护神经纤维束，促进患者神经恢复。

## 6. 脑出血手术目的应从防治脑疝形成转变为保护白质纤维束

传统治疗脑出血患者的另一重要观点是救命，对于出血量大、发病急的患者，往往入院时病情危急甚至有脑疝倾向，或者脑疝晚期，以往的手术策略（大骨瓣开颅行血肿清除并去骨瓣减压）对于降低患者死亡率是有重要意义的，脑出血的死亡率由 STICH 临床试验及过去其他循证医学证据报道的 30% ～ 50% 到现在 MISTIE Ⅱ 及 MISTIE Ⅲ 试验报道的 12.5% 和 9%，可以看出死亡率呈下降趋势。但是我们也要看见，脑疝形成的这部分患者虽经过努力救治，有不少能存活下来，但患者往往呈植物状态或重度残疾。所以虽然随着现代神经外科技术的发展，脑出血的死亡率已明显下降，但脑出血人群的致残率依旧很高，最高约 90% 的患者其神经功能恢复较差，不得不接受家庭和社会的援助，给社会经济带来严重的负担。目前，国际上大多通过 mRS 及 NIHSS 评分评价脑出血致残率，以往学者大多重点研究怎么降低脑出血患者死亡率，对于改善致残率缺乏有效的研究和策略，导致过去几十年文献报道的脑出血致残率依旧徘徊在 70% ～ 90%，并未得到明显下降；因此，相较于既往，现代脑出血的治疗应当从防治脑疝形成转变为着重研究如何降低广大脑出血患者的高致残率，改善其生活质量。我们提出的 White Matter Recover 理念和纤维束旁入路的技术，进行精准手术的目的是针对脑出血患者建立个体化治疗措施，着重突破改善处于神经功能缺失边缘的脑出血患者，旨在以最小的创伤手术改善其神经功能预后，降低患者残疾率，提高其生活质量，减少家庭和社会的经济负担。

## 参考文献

1. 中华医学会神经外科学分会，中国医师协会急诊医师分会，国家卫生和计划生育委员会脑卒中筛查与防治工程委员会.自发性脑出血诊断治疗中国多学科专家共识.中华神经外科杂志，2015，31（12）：1189-1194.

2. TSAI C F，THOMAS B，SUDLOW C L. Epidemiology of stroke and its subtypes in Chinese vs white populations：a systematic review. Neurology，2013，81（3）：264-272.

3. VAN ASCH C J，LUITSE M J，RINKEL G J，et al. Incidence，case fatality，and functional outcome of intracerebral haemorrhage over time，according to age，sex，and ethnic origin：a systematic review and meta-analysis.Lancet Neurol，2010，9（2）：167-176.

4. ADEOYE O，BRODERICK J P. Advances in the management of intracerebral hemorrhage. Nat Rev Neurol，2010，6（11）：593-601.

5. KEEP R F，HUA Y，XI G. Intracerebral haemorrhage：mechanisms of injury and therapeutic targets. Lancet Neurol，2012，11（8）：720-731.

6. MENDELOW A D，GREGSON B A，ROWAN E N，et al. Early surgery

versus initial conservative treatment in patients with spontaneous supratentorial lobar intracerebral haematomas (STICH Ⅱ): a randomised trial.Lancet, 2013, 382 (9890): 397-408.

7. ZIAI W C, TUHRIM S, LANE K, et al. A multicenter, randomized, double-blinded, placebo-controlled phase Ⅲ study of Clot Lysis Evaluation of Accelerated Resolution of Intraventricular Hemorrhage (CLEAR Ⅲ). Int J Stroke, 2014, 9 (4): 536-542.

8. HEMPHILL J R, GREENBERG S M, ANDERSON C S, et al. Guidelines for the management of spontaneous intracerebral hemorrhage: a guideline for healthcare professionals from the american heart association/american stroke association. Stroke, 2015, 46 (7): 2032-2060.

9. 胡荣, 冯华. 典型脑疾病——自发性脑出血研究进展与新理念. 科技导报, 2017, 35 (4): 18-22.

10. VENKATRAMAN V K, AIZENSTEIN H, GURALNIK J, et al. Executive control function, brain activation and white matter hyperintensities in older adults. Neuroimage, 2010, 49 (4): 3436-3442.

11. VOSS M W, HEO S, PRAKASH R S, et al. The influence of aerobic fitness on cerebral white matter integrity and cognitive function in older adults: results of a one-year exercise intervention. Human Brain Mapping, 2013, 34 (11): 2972-2985.

12. SIDTIS J J, MUBEEN M A, ASAEI A, et al. Performance and function meet structure: a white matter brain connection tuned for motor speech control. Journal of the Acoustical Society of America, 2016, 140 (4): 3224-3224.

13. OERTELKNÖCHEL V，REINKE B，ALVES G，et al. Frontal white matter alterations are associated with executive cognitive function in euthymic bipolar patients. Journal of Affective Disorders，2014，155（1）：223-233.

14. 胡荣，冯东侠，冯华.神经导航下以白质纤维束为保护靶点的脑出血内镜下精准微创清除术.中华神经创伤外科电子杂志，2017（3）：188-189.

15. CHARLOTTE J V A，MEREL J L，GABRIËL J R，et al.Incidence，case fatality，and functional outcome of intracerebral haemorrhage over time，according to age，sex，and ethnic origin：a systematic review and meta-analysis.Lancet Neurol，2010，9（2）：167-176.

16. HANLEY D F，THOMPSON R E，MUSCHELLI J，et al. Safety and efficacy of minimally invasive surgery plus alteplase in intracerebral haemorrhage evacuation （MISTIE）：a randomised，controlled，open-label，phase 2 trial. Lancet Neurology，2016，15（12）：1228-1237.

17. 张帆，游潮.高血压脑出血手术治疗的研究进展.中国脑血管病杂志，2010，7（4）：210-214.

（胡　荣　冯　华）

# 自发性脑出血的流行病学、致病因素及其预警体系

自发性脑出血（spontaneous intracerebral hemorrhage，sICH）是脑卒中的主要病理学亚型之一，按照解剖结构和出血部位可分为幕上出血和幕下出血。幕上出血又可分为脑叶出血和基底节区出血（约 45% 合并脑室出血）；幕下出血又可分为脑干（延髓、脑桥或中脑）出血和小脑出血。其中，基底节区脑出血是最常见的脑出血类型，约占 50% ～ 75%，多是由于高血压引起，故又称高血压脑出血；其次为脑叶出血（25% ～ 40%）；再次为小脑出血或脑干出血。因此，本章将以自发性脑出血为切入点，着重阐述基底节区脑出血的流行病学、致病因素及其预警体系。

（1）全球自发性脑出血的现状及流行病学特征

自发性脑出血作为脑卒中的一种亚型，目前虽然发病率低于缺血性脑卒中，但来势凶险，病情变化快，30 天病死率高达40%，幸存者会不同程度地遗留神经功能障碍（尤其是发生偏

瘫）。因此，自发性脑出血严重影响人类健康，不仅给患者及其家庭带来沉重经济负担和精神压力，而且严重阻碍人类的卫生保障建设。自发性脑出血流行病学是具有一定特点的，具体如下（表1）。

1）整体发病率呈先上升后下降趋势。1990—2019年近30年来，全球范围内脑卒中的整体发病率逐年上升，2005年自发性脑出血发病率呈现峰值为96/10万，随着国家防控体系的完善，2010年下降为82/10万；随后发病率呈现缓慢下降的趋势，2017年下降至62/10万。

2）中低收入国家（lower-middle-income countries，LMICs）发病率明显上升，高收入国家（higher-income countries，HICs）相对下降。1990—2010年，全球范围内自发性脑出血发病率在高收入国家下降8%，而中低收入国家上升22%，预示着自发性脑出血在低收入国家正在成为一种严重威胁人类健康的疾病。

3）伤残调整生命年（disability-adjusted life-year，DALY）减少绝对数目上升。伤残调整生命年是一种衡量疾病负担的综合指标，表示因为疾病引起的健康、残疾或过早死亡而导致的有能力生命年限的减少。DALY减少（disability-adjusted life-year lost，DALY lost）是指有能力的生命年限减少。1990—2010年，全球范围内自发性脑出血DALY减少的患者数目达到6284万例，相比1990年增加14%；但随着医疗水平和重视程度的提高，在高收入和中低收入国家其变化率均下降，分别为39%和25%。

表 1 1990—2010 年全球自发性脑出血变化情况

| | 1990 年 | | 2005 年 | | 2010 年 | | 1990—2010 年的变化趋势 | | |
| --- | --- | --- | --- | --- | --- | --- | --- | --- | --- |
| | 例数 | 发病率 (/10 万) | 例数 | 发病率 (/10 万) | 例数 | 发病率 (/10 万) | 例数变化 | HICs 变化率 | LMICs 变化率 |
| 发病率 | 2 840 177 | 69 (62~77) | 4 636 828 | 80 (71~92) | 5 324 997 | 82 (72~93) | 上升 47% | 降低 8% (1, 15) | 上升 22% (5, 30) |
| 伤残调整生命年 | 53 882 164 | 1267 (1068~1484) | 63 379 792 | 1081 (935~1234) | 62 842 896 | 956 (828~1104) | 上升 14% | 降低 39% (32, 44) | 降低 25% (7, 38) |
| 死亡数 | 2 419 372 | 60 (51~70) | 2 983 097 | 52 (45~59) | 3 038 763 | 46 (40~53) | 上升 20% | 降低 38% (32, 43) | 降低 23% (−7, 36) |

译自 HANKEY G J.Stroke.Lancet, 2017, 389 (10069)：641-654.

4）绝对死亡数明显上升。1990—2010 年，全球范围内自发性脑出血致患者死亡数目由 241 万增加至 303 万，增加了 26%；但在高收入和中低收入国家其变化率均下降，分别为 38% 和 23%。

5）自发性脑出血死亡率明显高于脑缺血。研究显示自发性脑出血 7 天死亡率为 31%，1 年死亡率为 59%，而脑缺血 7 天死亡率为 6.9%，1 年死亡率为 23.6%。据此，自发性脑出血短期或长期死亡率均明显高于脑缺血。

（2）我国自发性脑出血的现状及流行病学特点

根据《中国脑卒中防治报告 2019》提示：2018 年我国心脑血管病死亡率仍居首位，高于肿瘤及其他疾病，且呈现日渐上升的趋势。根据以往数据结合我国自发性脑出血的现状，疾病具有如下特点。

1）发病率明显高于西方发达国家。2013 年 Chung-Fen Tsai 等系统性研究了中国人与西方白种人脑卒中的发病率特点，该研究总结了中国 7 个大中城市（包括北京、上海）1986—2012 年入院治疗的脑卒中病例，结果显示：中国人脑出血发病率为 205/10 万～584/10 万，而西方国家白种人的发病率为 170/10 万～335/10 万；平均发病年龄中国人在 45 ～ 74 岁，而西方国家为 72 ～ 76 岁。因此，中国人自发性脑出血的发病率明显高于西方国家，且更年轻化，这提示我们自发性脑出血的防治任重道远，需要政府及卫生保障人员的共同努力（图 1）。

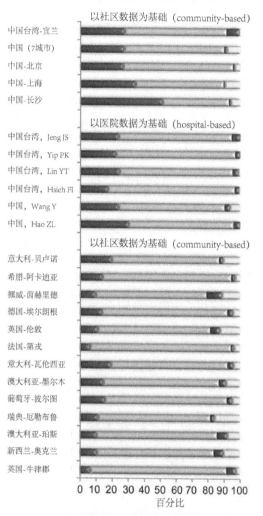

图1 不同国家及地区脑卒中各亚型的发病率（彩图见彩插1）

引自：TSAI C F, THOMAS B, SUDLOW C L.Epidemiology of stroke and its subtypes in chinese vs white populations：a systematic review.Neurology, 2013, 8I (3)：264-272.

2）发病率农村高于城市。1993—2013 年期间，中国脑血管病患病率整体呈上升趋势。2013 年第 5 次全国死因调查显示，

城市脑血管病患病率为 12.1‰，呈逐年下降趋势，农村为 12.3‰
仍呈明显的上升趋势。

3）死亡率高于西方发达国家。根据《中国心血管病报告
2016》显示：2015 年中国人自发性脑出血农村死亡率为 72.26/10
万，城市为 52.09/10 万，而西方发达国家为 46/10 万。同时，西
方发达国家自发性脑出血发病后致死率为 25%～30%，而中低
收入国家为 30%～48%。据此，考虑我国国情及国家统计数据，
国内自发性脑出血死亡率明显高于高收入发达国家。

4）死亡率农村高于城市。农村心脑血管病死亡率从 2009
年起超过并持续高于城市水平。根据《中国卫生统计年鉴》，
2003—2015 年中国心脑血管病死亡率呈上升趋势，2015 年农村、
城市心脑血管病分别占死因的 45.01% 和 42.61%，即每 5 例死亡
中就有 2 例死于心脑血管病。2015 年农村心脑血管病死亡率为
153.63/10 万，其中脑出血 72.26/10 万；而城市心脑血管病死亡
率为 128.23/10 万，其中脑出血 52.09/10 万。据此，结合第六次
人口普查数据，2015 年死于心脑血管病的城镇居民为 85.36 万人，
农村居民为 103.49 万人。总体上看，农村地区心脑血管病死亡
率高于城市地区（图 2）。

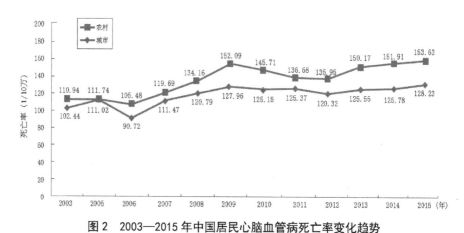

**图2 2003—2015年中国居民心脑血管病死亡率变化趋势**

引自：国家心血管病中心. 中国心血管病报告2016. 北京：中国大百科全书出版社，2017.

5）自发性脑出血死亡率高于脑缺血死亡率。根据《中国卫生统计年鉴》，2015年农村自发性脑出血死亡率为72.26/10万，而脑缺血死亡率为41.82/10万；城市则分别为52.09/10万和46.99/10万。

6）自发性脑出血死亡率与人均收入成反比。根据《中国心血管病报告2016》显示：脑血管病死亡率与人均收入成反比，最贫穷的省份死亡率最高（云南除外），其原因可能与收入水平决定医疗条件相关。

7）自发性脑出血死亡率北方可能高于南方。根据《中国心血管病报告2016》显示：缺血性脑卒中年龄标化死亡率均为浙江最低，黑龙江最高。虽然死因顺位与全死因死亡率没有直接关系，但是缺血性脑卒中北方到南方的地域等级差异相对清晰，北方死亡率明显高于南方。鉴于同为脑血管疾病且危险因素相似，推测自发性脑出血死亡率北方可能高于南方，但具体数据需要进行大规模数据统计分析。

## 8. 自发性脑出血的危险因素及致病因素

（1）自发性脑出血遗传变异危险因素

既往研究发现了一些遗传变异与自发性脑出血风险之间关联的证据，但是目前没有确切的临床证据证实两者之间的特异关联，原因可能是自发性脑出血是长期血管病变造成的急性表现。因此，研究脑血管淀粉样变与高血压这一长期血管病变成因的遗传学特性可能是研究自发性脑出血遗传学变异的有效途径。但是，自发性脑出血会造成急性损伤且缺乏有效治疗，这促使医疗工作者把目光转向自发性脑出血的病因学研究。目前，通过全基因组关联研究（genome-wide association studies，GWASs）发现了一些遗传变异与自发性脑出血风险之间关联的证据，但证据强度等级不同，具体如下。

1）证据强度最强。血管紧张素转换酶（angiotensin-converting enzyme，ACE）、载脂蛋白 E（apolipoprotein E，APOE）、α2-Ⅳ型胶原（alpha-2 type Ⅳ collagen，COL4A2）、亚甲基四氢叶酸还原酶（methylenetetrahydrofolate reductase，MTHFR）、促甲状腺素释放激素降解胞外酶（thyrotropin-releasing hormone-degrading ectoenzyme，TRHDE）等；其功能和影响在种族间有差异（表2）。

表 2　目前已知的与自发性脑出血相关的基因（证据强度最强 +++）

| 蛋白和人类基因简写 | 蛋白功能 | 变异基因（等位基因） | 实验人群 | 队列研究数目 | 比值比 | 备注 |
|---|---|---|---|---|---|---|
| 血管紧张素转换酶 (ACE) | 催化血管紧张素 I 转化为血管紧张素 II | rs1799752 | 中国　日本　印度　波兰　土耳其　英国 | 33 | 1.98 (Rec) | 亚洲人群意义重大（但欧洲人群不明显） |
| 载脂蛋白 E (APOE) | 参与脂质运输和代谢、细胞膜的维持和修复；APOE*ε3 是最常见的变异基因 | rs7412 (APOE*ε2) | 欧洲 | 7 | 1.82 | 脑叶自发性脑出血意义重大（GWS） |
|  |  |  | 欧洲 | 6 | 1.21 | 深部脑出血（尤其是基底节区脑出血） |
|  |  | rs429358 (APOE*ε4) | 中国　美国　葡萄牙 | 7 | 2.2 | 脑叶自发性脑出血意义重大（GWS） |
|  |  |  | 印度　日本　英国 | 11 | 1.42 | 相关性亚洲人群明显高于欧洲人群 |

续表

| 蛋白和人类基因简写 | 蛋白功能 | 变异基因（等位基因） | 实验人群 | 队列研究数目 | 比值比 | 备注 |
|---|---|---|---|---|---|---|
| α2 IV型胶原（COL4A2） | 基底膜的主要结构组成成分；蛋白C端抑制血管再生 | rs9521732 | 欧洲 | 3 | 1.28（Add） | 深部脑出血（尤其是基底节区脑出血） |
| | | rs9521733 | 欧洲 | 3 | 1.29（Add） | 深部脑出血（尤其是基底节区脑出血） |
| | | rs9515199 | 欧洲 | 3 | 1.28（Add） | 深部脑出血（尤其是基底节区脑出血） |
| 亚甲基四氢叶酸还原酶（MTHFR） | 催化同型半胱氨酸转化为蛋氨酸 | rs1801133 | 中国 印度 土耳其 日本 | 16 | 1.90（H） | 相关性亚洲人群明显高于欧洲人群 |
| rs2984613等位基因由两个基因组成 多胺调节因子1（PMF1） | 染色体定位和隔离的必需因子及参与有丝分裂过程中着丝粒的形成 | rs2984613 | 欧洲 | 6 | 1.29（Add） | 深部脑出血（尤其是基底节区脑出血） |

续表

| 蛋白和人类基因简写 | 蛋白功能 | 变异基因(等位基因) | 实验人群 | 队列研究数目 | 比值比 | 备注 |
|---|---|---|---|---|---|---|
| 溶质载体族25, 成员44 (SLC25A44) | 线粒体内膜及其他细胞器膜的细胞核编码转运体 | | | | | |
| 促甲状腺素释放激素降解胞外酶 (TRHDE) | 失活促甲状腺激素释放激素 | rs11179580 | 欧洲 | 6 | 1.36 (Add) | 相关性脑叶出血强于深部脑出血 |

译自: CARPENTER A M, SINGH I P, GANDHI C D, et al.Genetic risk factors for spontaneous intracerebral haemorrhage.Nat Rev Neurol, 2016, 12 (1): 40-49.

2）证据强度中等。内质网脂质 Raft 关联蛋白 1（ER lipid raft associated protein 1，ERLIN1）、纤维蛋白原 α 链（fibrinogen alpha chain，FGA）、白介素 6（IL-6）、低密度脂蛋白受体（low-density lipoprotein receptor，LDLR）、载脂蛋白（a）[apolipoprotein (a)，LPA]、金属蛋白酶抑制剂 1（metalloproteinase inhibitor 1，TIMP1）、肿瘤坏死因子（tumor necrosis factor，TNF）、蛋白颗粒复合物 9 基因（trafficking protein particle complex 9 gene，TRAPPC）、微管蛋白 β 链（tubulin beta-1 chain，TUBB1）、WNK 赖氨酸缺陷型蛋白激酶 2（WNK lysine deficient protein kinase 2，WNK2）（表 3）。

3）证据强度一般。补体（3b/4b）受体 1 [complement component (3b/4b)，CR1]、内皮糖蛋白（endoglin，ENG）、干扰素 -ε（interferon epsilon，IFNE）、转化生长因子 β2 受体 2（transforming growth factor beta 2 receptor 2，TGFBR2）（表 4）。

表 3　目前已知的与自发性脑出血相关的基因（证据强度中等 ++）

| 蛋白和人类基因简写 | 蛋白功能 | 变异位点、突变或替代 | 实验人群 | 比值比 |
|---|---|---|---|---|
| 内质网脂质 Raft 关联蛋白 1（ERLIN1） | 内质网的膜脂筏成分 | rs1324694 | 日本 | 0.59 (Dom) |
| 纤维蛋白原 α 链（FGA） | 裂解产生的单体，与纤维蛋白原 β 和纤维蛋白原 γ 聚合形成纤维蛋白基质 | rs6050 | 波兰 | 0.7 |
| 白介素 6（IL-6） | 促炎性细胞因子 | Gly572C | 日本 | 1.57 (Rec) |

续表

| 蛋白和人类基因简写 | 蛋白功能 | 变异位点、突变或替代 | 实验人群 | 比值比 |
|---|---|---|---|---|
| 低密度脂蛋白受体（*LDLR*） | 脂代谢中起重要作用 | rs688 | 中国台湾 | 0.27（Rec） |
| 载脂蛋白(a)（*LPA*） | 丝氨酸蛋白酶抑制组织型纤溶酶原活化物 -1 | TTTTA repeat in 5′ untranslated region | 中国 | 1.62 |
| 金属蛋白酶抑制剂 1（*TIMP1*） | 抑制基质金属蛋白酶，促进细胞增生、凋亡 | rs2070584 | 中国 | 1.54（All） |
| 肿瘤坏死因子（*TNF*） | 促炎性细胞因子；细胞增生、分化、凋亡、脂质代谢和凝血调节因子 | Thr1031Cys | 中国台湾 | 1.9（Add） |
| | | Gly308Ala | | 2.6（Add） |
| | | Cys863Ala | | 0.5（Add） |
| 蛋白颗粒复合物 9 基因（*TRAPPC*） | 转运蛋白颗粒复合物亚基 9 | rs12679196 | 日本 | 0.17（Add） |
| 微管蛋白 β 链（*TUBB1*） | 微管的主要成分 | rs415064 | 西班牙 | 2.36 |
| WNK 赖氨酸缺陷型蛋白激酶 2（*WNK2*） | 丝 / 苏氨酸激酶，控制 PAK1，调节细胞运动 | rs16936752 | 日本 | 1.59（Rec） |

译自：CARPENTER A M, SINGH I P, GANDHI C D, et al.Genetic risk factors for spontaneous intracerebral haemorrhage.Nat Rev Neurol, 2016, 12（1）：40-49.

表 4 目前已知的与自发性脑出血相关的基因（证据强度一般 +）

| 蛋白和人类基因简写 | 蛋白功能 | 变异基因或突变 | 实验人群 | 比值比 |
|---|---|---|---|---|
| 补体（3b/4b）受体 1（CR1） | 调节细胞结合颗粒和激活的补体免疫复合物的结合 | rs6656401 | 欧洲 | 1.61（CAA-ICH 重要） |
| 内皮糖蛋白（ENG） | 跨膜糖蛋白，部分 TGF-β 受体复合物 | GGGGGA 插入 | 美国 | 4.8 |
| 干扰素 -ε（IFNE） | 功能不明确，诱导促炎性细胞因子 | rs2039381 | 韩国 | 2.01（Co-d） |
| 转化生长因子 β2 受体 2（TGFBR2） | 跨膜蛋白，T 细胞发育起重要作用，细胞增生调节器 | rs2228048 | 韩国 | 1.70（All） |

译自：CARPENTER A M，SINGH I P，GANDHI C D，et al.Genetic risk factors for spontaneous intracerebral haemorrhage.Nat Rev Neurol, 2016, 12（1）：40-49.

（2）自发性脑出血的危险因素

1）高血压。高血压是最常见的慢性非传染性疾病，是全球疾病负担比例最大的疾病，同时也是目前中国最重要的公共卫生问题。根据《中国心血管病报告 2016》显示：2013 年，中国卫生总费用为 31 869 亿元，其中高血压直接经济负担占 6.61%。同时，流行病学调查发现：高血压是自发性脑出血最常见的危险因素，约 65% 自发性脑出血患者有高血压病史，并且 Ariesen M J 等的荟萃分析显示：高血压可明显增加自发性脑出血的发病率（图 3）。根据《中国卫生统计年鉴》表明：2019 年与 1990 年相比，由于高血压的有效控制，出血性脑卒中的死亡率下降了 37.7%。

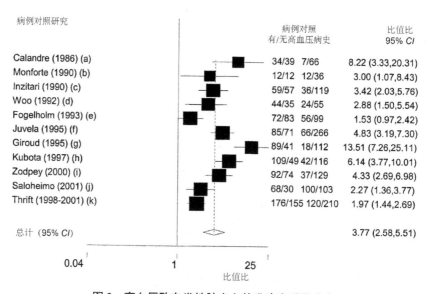

**图 3　高血压致自发性脑出血的发病率明显升高**

引自：ARIESEN M J，CLAUS S P，RINKEL G J，et al.Risk factors for intracerebral hemorrhage in the general population：a systematic review.Stroke，2003，34（8）：2060-2065.

2）饮酒。近期一项多中心随机研究（Ethnic/Racial Variations of Intracerebral Hemorrhage，ERICH）证实：少量（每月少于 1 次）或适量饮酒（每月 ≥ 1 次且每天 ≤ 2 次）可以减少自发性脑出血发病率；严重饮酒（每天 ≥ 5 次）增加自发性脑出血发病率（$OR$ 2.04，$P$ = 0.0003）。另外 Ariesen M J 等的荟萃分析显示：饮酒可明显增加自发性脑出血的发病率（$P$=0.014）（图 4）。

3）吸烟。Ariesen M J 等的荟萃分析显示：吸烟可明显增加自发性脑出血的发病率（$P$=0.006）（图 5）。

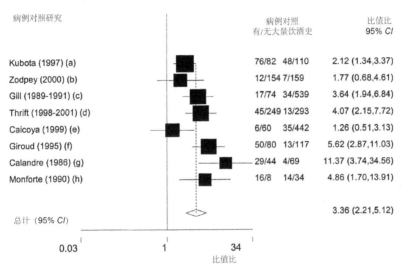

**图 4 饮酒致自发性脑出血的发病率明显升高**

引自：ARIESEN M J，CLAUS S P，RINKEL G J，et al.Risk factors for intracerebral hemorrhage in the general population：a systematic review.Stroke，2003，34（8）：2060-2065.

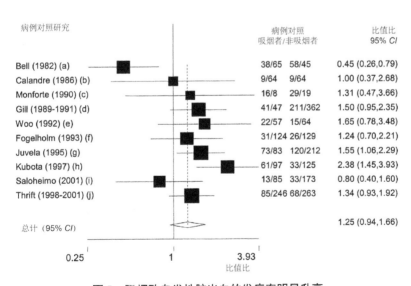

**图 5 吸烟致自发性脑出血的发病率明显升高**

引自：ARIESEN M J，CLAUS S P，RINKEL G J，et al.Risk factors for intracerebral hemorrhage in the general population：a systematic review.Stroke，2003，34（8）：2060-2065.

4）口服抗凝药和抗血小板药。自发性脑出血患者中至少25%有口服抗凝药和抗血小板药病史，且口服抗凝药和抗血小板药病史可增加患者再出血的风险和死亡率。

5）高脂血症。Ariesen M J 等的荟萃分析显示：高脂血症（＞5.18 mmol/L）可明显增加自发性脑出血的发病率（*P*=0.001）（图6）。

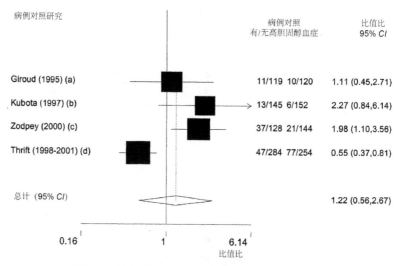

**图6 高脂血症致自发性脑出血的发病率明显升高**

引自：ARIESEN M J，CLAUS S P，RINKEL G J，et al.Risk factors for intracerebral hemorrhage in the general population：a systematic review.Stroke，2003，34（8）：2060-2065.

（3）自发性脑出血原发性脑损伤的主要致病因素及可能的干预靶点

血管破裂血液流入脑组织致脑组织结构发生改变，血肿形成，颅内压力增加，导致占位效应，脑组织被压迫变形，进而影响颅内血流量引发脑缺血、加重脑水肿，随颅内压的进一步升高可形成脑疝，严重时可致患者死亡。根据自发性脑出血的病理发展过程，初步将脑出血原发性脑损伤的主要致病因素及可能干预靶点归结如下。

1）机械应力。脑组织作为人体最柔软的组织，其对抗外界机械压力的范围为 0.1 ～ 16 kPa，而在血管破裂瞬间的喷射压力远大于 16 kPa，超过脑组织细胞的承受能力，血流的直接冲击可引起脑组织细胞功能性和结构性的损伤。研究表明：0.5 MPa 条件下 30 分钟即可诱导脊髓后角神经元凋亡，提示神经细胞存在压力感受受体。因此，通过干预神经细胞压力感受受体，提高其反应阈值，可能减轻自发性脑出血后机械应力的损伤作用。

2）占位效应。血肿清除是最有效的治疗方式，具体方法见后续章节。

3）血肿扩大。主要发生在发病后的数小时内，其中起病 0 ～ 3 h、3 ～ 6 h 和 6 ～ 24 h 的脑出血患者血肿扩大率分别为 81%、16% 和 7%。既往文献证实：约 20% 自发性脑出血患者 CT 确认出血后 1 小时内发生血肿扩大。归结其原因为机械压力导致的原发性血肿周围的血管再次破裂，而最根本的原因可能主要是急性血压升高和（或）局部凝血功能障碍。因此，其可能的治疗措施是控制血压和调节局部凝血功能。目前，2 项多中心前瞻性临床研究运用重组人凝血因子Ⅶa 治疗血肿扩大（Clincal trials 注册号：NCT00810888、NCT00222625），但因不良反应较大等原因，目前未见明确效果。另外，针对血压控制的研究证实：短期内可控制血肿扩大发生率，但其远期效果目前不明。

4）脑缺血。自发性脑出血后是否有脑缺血发生，目前仍存在争议。但出血后血肿周围脑组织细胞代谢存在异常，可导致组织低灌注和氧代谢异常。

（4）自发性脑出血的继发性脑损伤的主要致病因素

继发性脑损伤为血液成分进入脑实质后所引起的一系列病理改变，包括细胞凋亡、炎症、补体、坏死和红细胞裂解及脑水肿形成。血液及其代谢产物的毒性作用是脑出血后继发损伤的重要研究方向，目前主要集中在脑出血后血液及其代谢产物的直接毒性作用和继发的过度免疫炎症反应两方面。

1）直接毒性作用。血液代谢产物的直接毒性作用主要集中在铁离子、血红素、凝血酶及补体系统等。血液及其代谢产物的化学性损伤是脑出血后继发损伤的重要原因，目前的大多数研究主要集中于以下 4 个部分：①红细胞裂解产物，红细胞破裂后释放血红蛋白、血红素、血红素氧合酶 -1（heme oxygenase-1，HO-1）等物质，形成游离铁离子，通过氧自由基和炎症反应导致组织损伤。在啮齿类动物脑出血模型上已验证，通过去铁敏等铁螯合治疗可以改善神经功能，说明血肿所产生的游离铁可造成神经损伤。②凝血酶，在血肿形成过程中的首要反应即激活凝血机制并止血，凝血酶在其中起着至关重要的作用，但同时高浓度的凝血酶将对脑组织产生损伤，如造成血脑屏障的直接破坏引起血管源性水肿，激活小胶质细胞诱导免疫炎症反应，引起神经兴奋毒性，通过凋亡、过度自噬、坏死及程序性坏死等引起神经细胞死亡。③白蛋白，在血液进入脑实质内后，白蛋白溢出并蓄积，引起星形胶质细胞内乳酸、钙离子堆积，引起胶质细胞膜上的 AQP4 水离子通道的改变，导致水肿。④谷氨酸，引起神经元细胞内 $Ca^{2+}$ 的超载，导致神经元死亡。

2）过度免疫炎症反应。脑出血后血液作为异物进入脑组织，必然激活内源性炎症反应，其发生机制、作用及防治成为继发性损伤机制研究的重点。既往研究发现，脑出血可明显诱发炎症反应，例如小胶质细胞等炎性细胞激活，NF-κB 活化，TNF-α、IL-1、IL-6 等致炎因子释放，细胞间黏附分子表达，以及血脑屏障破坏，外周血单核巨噬细胞等炎症细胞向血肿周边区聚集。适度的炎症反应对于脑出血后神经元保护及后期修复具有积极作用，但过度、失控的炎症反应加剧了继发性脑损伤和神经功能缺损。既往研究多注重炎症反应的下游，即大量的炎症因子和黏附分子等，而可能忽视了产生炎症反应的上游的启动环节，故失控性炎症反应发生的关键机制尚不清楚。因此，如何控制炎症反应的界限可能成为脑出血的治疗的新方向。

综上所述，脑出血继发性损伤的保护策略是多方面的，需要干预多个靶点才能实现；同时，干预时机的选择、干预时程的长短及干预的先后顺序亦是需要考虑的问题。

# *9.* 自发性脑出血的预警体系

自发性脑出血的预警理论上从三个阶段进行即：发病前、发病后和预后，而发病前主要通过基因筛查实现，危险因素前面小节已做叙述，此节不再赘述。本小节将重点从以下两方面论述。

（1）自发性脑出血发生时的可能生物学标志

如前所述，自发性脑出血是长期血管病变造成的急性表现，长期血管病变的原因主要为脑血管淀粉样变和高血压，其可能的遗传学变异已做描述，此处仅对出血发生后的血液标志物及其文章发表内容做一简单概括，目前没有证据强度的划分（表5）。

表5 自发性脑出血发生时血液中表达变化的生物学标志物

| 指标 | 期刊信息 | 备注 |
| --- | --- | --- |
| FIX | Thromb Haemost, 2017, 117 (9), 1808-1815 | 降低 |
| 肿瘤坏死因子受体1 (tumor necrosis factor receptor, TNFR1), TNFR2 | Stroke, 2017, 48 (10), 2710-2715 | 升高 |
| 二十碳五烯酸 (eicosapentaenoic acid, EPA)、花生四烯酸 (arachidonic acid, AA) | Nutr Res, 2015, 35 (3), 214-220 | |
| GFAP | Stroke, 2017, 48 (9): 2586-2588 | 升高 (0.43 ng/mL 为界) |
| GFAP、S100B/RAGE、ApoC- Ⅲ、β- 淀粉样蛋白 (β-Amyloid) | Cerebrovasc Dis, 2014, 38(6), 395-409 | 升高 |

（2）自发性脑出血发生后病情严重程度及预后的可能生物学标志

自发性脑出血发生后病情严重程度及预后的生物学标志物目前主要集中于血液，且主要呈正相关趋势，具体如下（表6、表7）。

表6　自发性脑出血发生时脑脊液中表达变化的生物学标志物

| 指标 | 期刊信息 | 备注 |
|---|---|---|
| D- 二聚体（D-dimer） | J Clin Neurosci，2016，29：149-154 | |
| alpha-Inx，NFM，beta-Syn | J Proteome Res，2014，13（2）：969-981 | 综述 |

表7　自发性脑出血发生时血液中表达变化的生物学标志物

| 指标 | 期刊信息 | 备注 |
|---|---|---|
| 和肽素（copeptin） | Mol Neurobiol，2017，54（1）：169-174 | 升高 |
| CD163、铁蛋白（ferritin） | J Stroke Cerebrovasc Dis，2017，26（8）：1712-1720 | 升高 |
| NT-proBNP | J Neurol，2017<br>Stroke，2017，48（9）：2419-2425 | 升高（999.85 pg/mL 为界点） |
| 内皮抑素（endostatin） | J Neurol，2017 | 升高 |
| GFAP | Stroke，2017，48（9）：2586-2588 | 升高（0.43 ng/mL） |
| WBC、C-reactive protein（CRP） | Malays J Med Sci，2017，24（3）：51-65 | 升高 |
| 肿瘤坏死因子受体 1（tumor Necrosis Factor Receptor，TNFR1），TNFR2 | Stroke，2017，48（10）：2710-2715 | 升高 |

续表

| 指标 | 期刊信息 | 备注 |
|------|---------|------|
| 镁离子 (magnesium) | Neurology, 2017, 89 (8)：813-819 | 降低 |
| 巨噬细胞移动抑制因子 (macrophage migration inhibition factor, MIF) | Clin Chim Acta, 2017, 472：58-63 | 升高 |
| 骨膜蛋白 (periostin) | Clin Chim Acta, 2017, 471：298-303 | 升高 |
| 肌钙蛋白 (cardiac troponin) | Brain Behav, 2017, 7 (6)：e697 | 升高 |
| Cd 和 Pb | J Trace Elem Med Biol, 2017, 42：81-91 | 降低 |
| Se 和 Co 辅酶因子 | | 升高 |
| Caspase-3 | Clin Chim Acta, 2017, 471：62-67 | 升高 |
| LPS, APOA4, IGFBP2, LBP, LYZ and MGMT | Clin Proteomics, 2017, 14：14 | 综述 |
| miR-130a 抑制剂、miRNA mimic (miR-367, miR-223) | Neural Regen Res, 2017, 12 (1)：13-18 | |
| VEGF | J Clin Lab Anal, 2017, 31 (5) | 升高 |
| 半乳凝素 -3 (galactin-3) | J Neurol Sci, 2016, 368：121-127 | 升高 |
| 信号肽崀表皮生长因子结构域蛋白 1 (signal peptide-Cub-Epidermal growth factor domain-containing protein 1, SCUBE1) | Clin Chim Acta, 2016, 461：103-109 | 升高 |
| 总胆固醇 (total cholesterol, TC)、低密度脂蛋白 (low-density lipoprotein, LDL) | Neurology, 2016, 86 (22)：2034-2041 | 降低 |
| nesfatin-1 | Clin Chim Acta, 2016, 458：124-128 | 升高 |

续表

| 指标 | 期刊信息 | 备注 |
| --- | --- | --- |
| fibulin-5 | Eur J Neurol，2016，23（7）：1195-1201 | 升高 |
| S100B | Neurol Res，2016，38（4）：327-332 | 升高 |
| 肌球素（myoglobin） | J Stroke Cerebrovasc Dis，2016，25（7）：1582-1589 | 升高 |
| MCEMP1 | Stroke，2016，47（3）：652-658 | 升高 |
| 硫氧还蛋白（thioredoxin，TRX） | Clin Chim Acta，2016，455：15-19 | 升高 |
| 高尔基体蛋白 A8 家族成员（golgin A8 family，member A，GOLGA8A） | J Stroke Cerebrovasc Dis，2016，25（3）：665-671 | 升高 |
| Caspase-cleaved Cytokeratin-18（CCCK-18） | Clin Chim Acta，2016，452：124-128 | 升高 |
| Thrombospondin-1 （TSP-1） | Acta Neurol Scand，2016，134（3）：189-196 | 升高 |
| 可溶性 CD40 配体（soluble CD40 ligand，sCD40L） | Acta Neurol Scand，2016，133（3）：192-201 | 升高 |
| Thrombospondin-1 | Clin Chim Acta，2015，450：349-355 | 升高 |
| C-reactive protein （CRP） level，S100B，Glial fibrillary acidic protein （GFAP），Troponin，Copeptin | BMC Neurol，2015，15：136 | 综述 |
| GFAP | Neurol Sci，2015，36（11）：2081-2087 | 升高 |

中国医学临床百家

续表

| 指标 | 期刊信息 | 备注 |
|---|---|---|
| 铁调素（hepcidin） | | 升高 |
| 血清铁（serum iron） | Neurol Sci，2015，36（10）：1843-1849 | 降低 |
| 花生四烯酸（arachidonic acid, AA） | | 升高 |
| Plasma pituitary adenylate cyclase activating polypeptide（PACAP） | Clin Chim Acta，2015，439：102-106 | 升高 |
| D- 二聚体（D-Dimer） | Cerebrovasc Dis，2014，38（6）：395-409 | 升高 |
| 血糖 | | |
| IL-6 | | |
| VEGF | Clin Biochem，2014，47（18）：302-306 | 升高 |
| glutamate | | |
| YKL-40 | | |
| 8-iso-Prostaglandin F2alpha | Clin Chim Acta，2014，437：141-146 | 升高 |
| copeptin，MBP（myelin basic protein），GFAP（glial fibrillary astrocyte protein），S100B，neuron-specific enolase，phosphorylated axonal neurofilament subunit H，tau and ubiquitin carboxyl-terminal hydrolase L1 | Clin Chim Acta，2014，433：174-178 | 综述 |
| 心房钠尿肽（atrial natriuretic peptide，ANP）Midregionalproatrial natriuretic peptide（MR-proANP）、 | Cerebrovasc Dis，2014，37（2）：128-133 | 升高 |

续表

| 指标 | 期刊信息 | 备注 |
|---|---|---|
| 脑钠素（brain natriuretic peptide，BNP） | Eur Neurol，2014，71（3/4）：203-207 | 升高 |
| 肾上腺髓质素（adrenomedulin） | Peptides，2014，54：27-32 | 升高 |
| 内脂素（visfatin） | Clin Chim Acta，2013，425：85-89 | 升高 |
| Phosphorylated axonal neurofilament subunit H（pNF-H） | Clin Chim Acta，2013，424：182-186 | 升高 |
| leptin | Peptides，2013，45：35-39 | 升高 |

## 10. H 型高血压与脑出血

高血压是脑出血最常见的病因。原发性高血压约占高血压患者总数的 90%，还有一些特殊类型的高血压，如盐敏感型高血压、白大衣型高血压、H 型高血压。其中 H 型高血压，又称伴有高同型半胱氨酸（homocysteine，Hcy）血症的原发性高血压。当 Hcy 水平为 ≥ 10 μmm/L 或 15 μmm/L，属于高同型半胱氨酸血症，伴有高 Hcy 的高血压，被称为 H 型高血压。Hcy 导致血管内皮细胞产生大量氧自由基，引起血管内皮细胞损伤，与高血压、冠状动脉粥样硬化密切相关。

我国高血压人群中 75% 的患者伴有高同型半胱氨酸血症，远高于西方国家。这与遗传、环境、饮食等因素有很大关系。Meta 分析显示，我国人群中亚甲基四氢叶酸还原酶（5,10-methylenetetrahydrofolate reductase，MTHFR）C677T 携带率约为 25%，远高于西方人群的 10% ～ 15%。MTHFR 还原酶催化 5，10- 亚甲基四氢叶酸转换成 5- 甲基四氢叶酸盐，使之能为同型半胱氨酸提供甲基形成甲硫氨酸，在叶酸代谢中发挥重要作用。因而在 MTHFR C677T 高同型半胱氨酸血症患者中可见明显的叶酸水平下降。该基因型与脑卒中的发生呈正相关。我国人群高发高同型半胱氨酸血症的另一重要原因可能与饮食结构有关。富含叶酸食物摄入少，且经常将蔬菜高温烹调，导致叶酸、维生素 $B_6$、维生素 $B_{12}$ 丢失。

有多个研究表明，高同型半胱氨酸血症的缺血性卒中患者有更高的死亡率，预后更差。但高同型半胱氨酸血症与脑出血的研究较少。最近一项 Meta 分析显示，脑出血患者同型半胱氨酸升高比例显著高于正常人。但脑出血与脑缺血患者对比未见明确的比例差异。提示高同型半胱氨酸血症可能是导致脑出血和脑缺血的共同危险因素，即可导致血管粥样硬化及相关的血管性损伤。

高同型半胱氨酸血症的治疗主要包括药物治疗和生活习惯改变。有研究表明，每日服用叶酸 0.8 mg 能有效降低血同型半胱氨酸含量。另外，改变饮食结构，减少富含蛋氨酸食物的摄入，多食富含叶酸、维生素 $B_{12}$ 的食物，例如猕猴桃、菠菜、黄豆等，对降低血同型半胱氨酸含量有一定的益处。

## 11. 血尿酸升高可能为脑出血的危险因素，但仍有待进一步研究

尿酸是嘌呤在体内代谢的最终产物，其中由核酸分解产

生的约占 80%，食物摄取的约占 20%。正常情况下血尿酸水平约为 398.7 μmol/L，男性和绝经后女性血尿酸水平 > 415 μmol/L、绝经前女性血尿酸水平 > 356 μmol/L 时可诊断为高尿酸血症。近期研究发现，血尿酸升高与男性脑出血患者的发病相关。2014 年一项队列研究显示，以成年男性 76 183 人作为观察队列，按 2006—2007 年首次健康查体时的血尿酸水平分组（① < 243.9 μmol/L；② 243.9 ~ 292.0 μmol/L；③ 292.0 ~ 348.0 μmol/L；④ > 348.0 μmol/L）。平均随访 4.04 年。多因素 Cox 回归分析发现：不同血尿酸水平发生脑出血的 $HR$（95% $CI$）分别为 1.043（0.756 ~ 1.439）、1.021（0.743 ~ 1.403）、1.000（参照）、1.393（1.041 ~ 1.863），提示高水平血尿酸是男性脑出血的危险因素。而另一项研究发现血尿酸在青年组表达量为（402.05 ± 174.23）μmol/L，明显高于中年组的（294.14 ± 95.09）μmol/L 和老年组的（294.55 ± 93.39）μmol/L，这与脑出血发病年轻化一致。血尿酸升高引起脑出血可能与内皮功能紊乱、氧化应激及炎症反应有关。但目前关于尿酸对血管内皮的作用尚有争论。大部分人认为尿酸具有抗氧化及促氧化的双重作用。2018 年的一项 Meta 分析发现：血尿酸水平升高并不增加脑出血的发病率，而且无种族差异，但对于年龄大于 65 岁的患者可能是危险因素。因此，关于血尿酸在脑出血发病中的作用有待进一步研究。

# 参考文献

1. 胡荣，冯华. 典型脑疾病——自发性脑出血研究进展与新理念. 科技导报，2017（4）：18-22.

2. HEMPHILL J C, GREENBERG S M, ANDERSON C S, et al. Guidelines for the management of spontaneous intracerebral hemorrhage：a guideline for healthcare professionals from the american heart association/american stroke association. Stroke，2015，46（7）：2032-2060.

3. TAO C, ZHANG R, HU X, et al.A novel brainstem hemorrhage model by autologous blood infusion in rat：white matter injury，magnetic resonance imaging，and neurobehavioral features.J Stroke Cerebrovasc Dis，2016，25（5）：1102-1109.

4. HANKEY G J.Stroke.Lancet，2017，389（10069）：641-654.

5. SACCO R L, KASNER S E, BRODERICK J P.An updated definition of stroke for the 21st century：a statement for healthcare professionals from the American Heart Association/American Stroke Association.Stroke，2013，44（7）：2064-2089.

6. MOZAFFARIAN D, BENJAMIN E J, GO A S, et al.Heart disease and stroke statistics-2015 update：a report from the American Heart Association.Circulation，2015，131（4）：e29-e322.

7. TSAI C F, THOMAS B, SUDLOW C L.Epidemiology of stroke and its subtypes in Chinese vs white populations：a systematic review.Neurology，2013，81（3）：264-272.

8. 中华人民共和国卫生部.2012 中国卫生统计年鉴. 北京：中国协和医科大学出版社，2012.

9. 国家心血管病中心.中国心血管病报告2016.北京：中国大百科全书出版社，2017.

10. CARPENTER A M，SINGH I P，GANDHI C D，et al.Genetic risk factors for spontaneous intracerebral haemorrhage.Nat Rev Neurol，2016，12（1）：40-49.

11. POULTER N R ，PRABHAKARAN D，CAULFIELD M.Hypertension.Lancet，2015，386（9995）：801-812.

12. KEEP R F，HUA Y，XI G.Intracerebral haemorrhage：mechanisms of injury and therapeutic targets.Lancet Neurol，2012，11（8）：720-731.

13. CHEN C J，BROWN W M，MOOMAW C J，et al.Alcohol use and risk of intracerebral hemorrhage.Neurology，2017，88（21）：2043-2051.

14. THOMPSON B B，BÉJOT Y，CASO V，et al.Prior antiplatelet therapy and outcome following intracerebral hemorrhage：a systematic review.Neurology，2010，75（15）：1333-1342.

15. YE Z，WANG Y，QUAN X，et al.Effects of mechanical force on cytoskeleton structure and calpain-induced apoptosis in rat dorsal root ganglion neurons in vitro.PLoS One，2012，7（12）：e52183.

16. BROUWERS H B，CHANG Y，FALCONE G J，et al.Predicting hematoma expansion after primary intracerebral hemorrhage.JAMA Neurol，2014，71（2）：158-164.

17. QURESHI A I，PALESCH Y Y，MARTIN R，et al.Effect of systolic blood pressure reduction on hematoma expansion，perihematomal edema，and 3-month outcome among patients with intracerebral hemorrhage：results from the

antihypertensive treatment of acute cerebral hemorrhage study.Arch Neurol, 2010, 67（5）：570-576.

18. ANDERSON C S, HUANG Y, ARIMA H, et al.Effects of early intensive blood pressure-lowering treatment on the growth of hematoma and perihematomal edema in acute intracerebral hemorrhage：the Intensive Blood Pressure Reduction in Acute Cerebral Haemorrhage Trial （INTERACT）.Stroke, 2010, 41（2）：307-312.

19. ZHONG C, LV L, LIU C, et al.High homocysteine and blood pressure related to poor outcome of acute ischemia stroke in Chinese population.PLoS One, 2014, 9（9）：e107498.

20. ZHOU Z, LIANG Y, QU H, et al.Plasma homocysteine concentrations and risk of intracerebral hemorrhage： a systematic review and meta-analysis.Sci Rep, 2018, 8（1）：2568.

21. 孟令民，张彩风，李俊娟，等.血尿酸与男性脑出血有关.中华高血压杂志, 2014（3）：267-271.

22. 姚亮，王贵春，李亚东，等.血尿酸水平在不同年龄段中对高血压性脑出血的影响.立体定向和功能性神经外科杂志，2018（5）：293-295.

23. ZHOU Z, LIANG Y, LIN J, et al.Serum uric acid concentrations and risk of intracerebral hemorrhage： a systematic review and meta-analysis.Atherosclerosis, 2018, 275：352-358.

24. 王陇德.《中国脑卒中防治报告2019》概要.中国脑血管病杂志，2020.17(5)：272-281.

（葛红飞　方煊宇　尹　怡　张　超）

中国医学临床百家

# 脑出血影像学预警与诊断进展

## *12.* 早期血肿扩大是脑出血患者预后的独立危险因素

脑出血的基线血肿体积和位置是患者预后的重要影响因素，但在疾病的演变过程中，诸多因素也会对预后产生影响，其中一个重要方面就是血肿扩大。有研究表明，72.9% 的患者在出血后24 小时内有不同程度的血肿扩大，其中约有 1/3 的患者血肿体积扩大 33% 以上。实际情况下，血肿扩大的发生率可能远高于这个比例，因为有很多患者入院后会立即接受血肿清除等治疗。

血肿扩大是脑出血患者预后不良的独立危险因素。Cincinnati Trial 是第一个前瞻性的研究脑出血血肿扩大与不良预后的临床试验。其结果显示，有 38% 的患者出现明显的血肿扩大，其中 2/3 发生于第一次扫描 1 小时之内。血肿扩大与早期神经功能损害相关，但与死亡率及残废率的相关性并不显著。在 rF Ⅶ a 临床试验中，血肿体积每扩大 10%，患者死亡的风险比（hazard ratio，

HR）增加 5%，约 16% 的患者 mRS 评分增加 1 分，约 18% 的患者自主生活能力下降（独立→需要他人辅助、需要他人辅助→完全依赖他人）。

血肿扩大的机制还未阐明，但目前主要有两种观点。一种观点认为，血肿扩大是原来破裂的责任血管持续出血造成的；另一种观点则归因于血肿周围的毗邻血管受应力损伤发生的继发出血。动物实验揭示了更广泛的血肿扩大机制。Illanes 等发现华法林处理的小鼠发生血肿扩大的比例及血肿扩大的速度明显高于对照组。有研究采用利伐沙班处理，得到了类似的结果。说明凝血机制在血肿扩大中发挥作用。也有研究想揭示高血压对血肿扩大的影响，但结果存在争议，其原因可能是高血压模型的急慢性程度，慢性高血压的实验动物其血管条件耐受程度要高于急性高血压。Lee 等通过磁共振扫描发现在血肿扩大前即可观察到血管渗漏。相关临床研究中也揭示了高血压、凝血障碍是血肿扩大的危险因素。

这些研究也催生了脑出血的若干大型临床试验。一是 rF Ⅶ a Trial，拟通过促进凝血减少血肿扩大的风险；二是强制降压，拟探讨短时间（INTERACT 2 < 1 h，ATACH 2 < 4.5 h）内将收缩压降至 140 mmHg 以下的安全性及对患者预后的改善作用。一项 Meta 分析总结了 ATACH 1、INTERACT 1 和 INTERACT 2 等 RCT 研究，其结论是与常规降压治疗相比，即使具有统计学差异，强制降压对血肿扩大的效果非常有限。这些治疗手段还带来

了诸多不良反应，如血栓形成、心肌梗死、脑梗死、肾脏不良反应等。

这些临床试验结果不理想的原因可能是对所有组内患者都进行了干预，但获益的可能只是其中少部分有血肿扩大风险的患者，故而其阳性结果可能会被阴性结果"淹没"。所以，临床上应对血肿扩大的风险进行预判，若不进行预判很有可能使血肿扩大风险低的患者接受不恰当的治疗，而这些治疗干预血压、凝血等整体功能，会增加不良反应的发生。

综上所述，我们认为应首先评估血肿扩大的风险，若强制降压或干预凝血机制可能会使风险高者受益，而同时损伤低风险患者的健康。因而需要建立一套简便、可靠的血肿扩大的预警指标体系。

（1）血肿扩大的影像学预警指标

Wada 等通过对脑出血患者进行 CTA 检查时发现，血肿内出现"斑点征"的患者血肿扩大的风险高于无斑点征的患者，敏感性、特异性、阳性预测值、阴性预测值分别达到了 91%、89%、77%、96%。斑点征即在 CTA 上所见的 1 个或多个血肿内的 1 ~ 2 mm 的强化灶。也有研究者将斑点征定义为血肿区域内 1 个或多个，≥ 120 Hounsfield，与血肿区域的正常或异常血管不连续，形态和大小不定的强化点。目前斑点征的病理学基础还不清楚，其反映了血肿内的活动性出血，可能与假性动脉瘤、Charcot-Bouchard 动脉瘤、脑血管淀粉样变相关的微小动脉瘤等相关。

利用 CT 造影预测脑内出血的血肿生长和结局（predicting haematoma growth and outcome in intracerebral haemorrhage using contrast bolus CT，PREDICT）临床试验是一项多中心、前瞻性的队列研究，主要目标是揭示斑点征在血肿扩大预测中的价值。其对象是 18 岁以上、血肿体积＜ 100 mL 的患者，起病到 CT 检查时间中位值为 135 min，到 CTA 检查时间中位值为 159 min，主要终点事件为血肿体积扩大 6 mL 以上或扩大 33%。斑点征对血肿扩大预测的敏感性为 51%，特异性为 81%。一项 Meta 分析显示，其预测的敏感度 0.53（0.49，0.57）和特异性 0.88（0.86，0.89）均较高。但值得注意的是，其纳入的研究异质性较高，与斑点征的判定标准、血肿体积测量方式、起病—CTA 检查的时间间隔有关。如 CTA 斑点征预测的敏感性与起病—CTA 检查的时间间隔长短密切相关。若时间间隔在 2 小时内，斑点征阳性率可达 38.5%；而 8 小时后，斑点征阳性率则只有 12.5%；随着时间推移，敏感性逐渐下降（0.51 降至 0.30），阳性预测值由 0.53 降至 0.33。因而，斑点征对时效性的要求高，未开通脑卒中绿色通道的医院或未及时到有条件的医疗机构就诊的患者，很有可能会错过时间窗。

对于肾功能不全的患者，行 CTA 检查并不适宜。有研究采用 CT 平扫，发现黑洞征对早期血肿扩大也具有预测价值。黑洞征的主要特征是高密度的血肿内的低密度灶。黑洞征阳性患者发生血肿扩大的比例高于阴性患者，其对血肿扩大的敏感性、特异性、阳性预测值、阴性预测值分别达到了 31.9%、94.1%、73.3% 和 73.2%。相关研究还需要更大规模的临床试验验证其预测价值，同时低密度影的取值范围仍需要进行验证。

脑出血的其他 CT 平扫特征对血肿扩大也有预测价值，如基线血肿体积。基线血肿体积越小，24 小时发生血肿扩大的风险越低，可能与血管所受应力情况相关；基线血肿体积越大，周围血管受应力牵拉损伤的概率越高。另如血肿形态不规则及密度的高异质性也可能是血肿扩大的风险因素。

（2）陆军军医大学第一附属医院（重庆西南医院）预测血肿扩大的评分体系

血肿扩大综合预警指标体系的建立存在一定的内在矛盾。单一或少数指标异常虽可提示血肿扩大的高风险，临床的可操作性也较强，但由于缺少其他相关指标的参考，预测效能可能下降。Brouwers 等建立了一套包含华法林用药史、首次 CT 检查时间、基线血肿体积、CTA 斑点征的 9 分制评分体系。但是该指标体系忽略了其他的预警指标，如血压情况、凝血功能、血肿形态与异质性、黑洞征、漩涡征、岛征等，而这些指标均有较多临床证据支持。如果选取的指标数增多，则体系复杂，可操作性差。此外，目前的综合预警评分体系中，每项指标的分值或赋权存在一定的主观性，缺乏有力的数据支撑。

若将综合预警进行模型抽象，即为一个多特征条件的分类算法。血肿扩大的危险因素之间、危险因素与结局之间的关系并非线性，因而使用传统的统计学方法可能无法有效分类。目前，人工智能和模式识别广泛应用于自然语言处理、金融反欺骗、人脸识别、签名验证、垃圾邮件信息分类等领域。其中的监督学习是从给定的训练集中学习一个模型，将模型预测结果与实际情况比对，不断调整，以达到预期的准确率。我们尝试将监督学习的算法引入脑出血血肿扩大的预测研究中。该研究纳入我院 2015—2017 年收治的 312 例自发性脑出血患者，其中 45 例发生血肿扩大，占总数的 14.4%。

该模型纳入的高危因素包括：①用药史：抗凝药物、抗血小板药物的使用情况；②入院时收缩压；③检验指标：HGB、PLT、INR、Fib、APTT、Hcy；④影像学特征：基线血肿体积、血肿密度异质性、血肿形态分类、岛征、斑点征、混杂征、黑洞征。使用支持向量计算法建模。随机抽取 208 例自发性脑出血患者进入模型训练，其中 34 例发生血肿扩大；另外的 104 例进行验证。验证数据显示，模型预测 40 例可能发生血肿扩大，其中 5 例实际发生血肿扩大；预测 64 例血肿不扩大，其中 6 例实际发生血肿扩大。模型敏感性 45.4%，特异性 62.4%。

该体系的敏感性、特异性可能受限于相关的不可控因素。例如患者大多转自其他医院，来院时间自起病大多在 12 小时以上，CTA 斑点征阳性率低。我们的统计数据显示血肿扩大发生率为 14.4%，远低于大多数报道中的 30% ～ 40%，有可能部分患者在到院之前已经发生血肿扩大。若能进一步纳入起病早期影像学数据，预测准确性可能进一步提高。但基于机器学习的预警体系的建立可提供一种新的思路，并且机器学习策略本身可通过监督学习逐渐提高分类的准确性。

## *13.* 磁共振磁敏感加权成像和磁共振波谱成像在脑出血中的应用价值

（1）SWI 与 MRI

颅内微出血（cerebral microbleeds，CMBs）的概念是神经内科医师在 19 世纪末 20 世纪初提出的，病理学研究表明它是一种终末期微小血管病变导致的含铁血黄素沉积，经常发生在毛细血管或者微动脉，在这些血管周围经常可以发现大量富集含铁血黄素的巨噬细胞。CMBs 是一种颅内微小血管病变引起的以微小出血为特点的脑实质亚临床损害，几乎无任何临床症状。有研究发现，CMBs 与脑卒中有密切关系；CMBs 可能增加抗凝药的出血风险，加重患者病情，因此及时发现 CMBs 具有重要的临床意义。

磁共振磁敏感加权成像（susceptibility weighted imaging，SWI）是利用磁场中组织内部间或者局部磁敏感性的差异而形成影像对比的一种先进技术，是 MRI 中对顺磁性物质最敏感的序列。SWI 对血液中的脱氧成分极其敏感，因此非常微小的出血病灶它都能够清晰显示。SWI 的成像基础是不同组织之间磁敏感性的差异，它不同于传统 $T_1Flair$、$T_2WI$、$T_2Flair$ 序列，它是反映组织磁化属性的对比度增强技术。SWI 通过 3 个方向附加完全流动补偿、3D 梯度回波序列及长 TE 增加图像对比度。加大组织间的磁敏感差异，使磁敏感差异最大化，因此 SWI 对静脉血、出血及铁沉积高度敏感，能够非常准确地显示出脑内出血灶，具有非常高的特异性。

SWI 可以发现慢性高血压患者受损的小血管周围发生的陈旧性出血灶及颅内微出血，而在常规 MRI 扫描中，这种微小出血点较难发现。SWI 在检出颅内微出血灶方面具有明显优势，能够清晰显示颅内微出血灶的形态、数目，并可对其解剖学位置进行精确定位，磁敏感加权成像序列是检测 CMBs 最敏感的序列。CMBs 病灶的检出可以反映脑内微血管的病变程度，对脑卒中的治疗及预后判断具有较大的临床价值。

虽然在显示血管和出血方面 SWI 要优于常规 MRI，但其仍有自身的局限性。首先，收集数据所需时间较长，这就增加了运动伪影发生的机会。其次，SWI 容易产生空气—组织伪影。再者，在进行病变计数时神经放射学家和计算机程序往往采用逐层计数法，此过程容易将血管影误认为病变而夸大病变计数等。

（2）磁共振波谱成像在脑出血的应用

磁共振波谱成像（magnetic resonance spectroscopy，MRS）是利用磁共振现象和化学位移作用对特定子核及其化合物进行分析，是无损伤性研究活体组织生化代谢的一种新技术。MRS 技术对脑血管疾病患者与中枢神经变性疾病患者的病情能够做出及时诊断，便于医师及时制订治疗方案、提高诊断率，为脑科研究提供了新的技术手段，具有良好的临床诊断疗效。

一般认为，缺血性脑卒中运用磁共振波谱成像技术具有更大的诊断价值。然而，我们同样不能忽视磁共振波谱成像技术在出血性脑卒中的运用。脑出血后血肿周围水肿的发生系由于血肿的占位效应、继发性缺血、血—脑脊液屏障的破坏及血肿周围水肿形成后释放的某种活性物质或血液本身成分的释放所致。大多数脑出血后的水肿，发生在出血后 72 小时，1 周左右达到高峰，随后渐渐消退。有研究者在 1H-MRS 的基础上对壳核出血、丘脑出血或尾状核出血的高血压脑出血患者资料进行了研究与分析，观察 NAA/Cr 与运动缺失、临床预后的相关性。其结果显示，出血灶周围组织的 NAA/Cr 比值下降与临床不良预后、运动功能的缺失密切相关。根据此研究，我们便可以对脑出血的预后进行评估，对血肿周围损伤程度进行判断。临床研究也发现了脑出血水肿区 MRS 的 NAA/Cr 比值降低及乳酸峰出现，说明水肿区神经元的受损及缺血，迟发反常水肿区的甘露醇峰的存在，对迟发反常水肿起到重要作用，提示局部的血—脑脊液屏障的破坏。

总之，磁共振波谱成像技术对出血性脑卒中的意义在于，可以对脑出血的预后进行评估，对血肿周围损伤程度进行判断，并且发现迟发反常水肿，提示局部的血—脑脊液屏障的破坏。

然而，传统磁共振波谱成像时间太长，不能很好地应用于临床。发展快速波谱成像方法是必然的。目前有 7 类快速波谱成像方法：多自旋回波方法、FLASH 方法、EPI 方法、RARE 方法、Burst 方法、SENSE 方法、K 空间方法。快速波谱成像的各种技术有待进一步改进，如果把 MRI 中任意轨迹图像重建方法用于快速波谱成像，可以预见，能够设计出速度更快的 SI 数据采集脉冲序列。

## *14.* 血肿周围水肿形成是脑出血远期不良预后的预测因子

脑出血血肿通过占位效应和应力牵拉造成原发损伤，其代谢产物和过度炎症反应引起脑水肿，造成继发损伤。因而脑水肿不仅是脑出血治疗中的重要一环，也是脑出血继发损伤和病情监测的重要指标。在动物研究中可以采用干湿重法评价脑水肿的严重程度，在临床上客观定量评价脑水肿主要依赖于影像学手段。

（1）血肿周围水肿是脑出血不良预后的危险因素

血肿周围水肿体积受诸多方面影响。如血肿体积越大，绝对血肿周围水肿体积及相对血肿周围水肿体积也越大；基线血肿体积同时也是血肿周围水肿体积的独立预测因子。因而，血肿周围水肿大小对患者预后的影响也因基线血肿体积不同而需要分层看待。

Appelboom 等认为，血肿体积小于 30 mL 时，血肿周围水肿加剧了占位效应，造成组织损伤从而影响预后。更大体积的基线血肿则因本身的神经损伤重，血肿周围水肿的大小对预后的影响并不显著。Arima 等认为，10 mL 以下的基线血肿的周围水肿大小对预后并无显著影响。因而，基线血肿体积在 10 ～ 30 mL 范围内，血肿周围水肿对于患者预后是有预测价值的。但是，也有报道认为，周围水肿体积越大的患者预后好于周围水肿体积小的患者，与既往报道结果相反。

还需要注意的是这些研究所观察的时间窗。因血肿周围水肿的形成分为 3 个阶段，在早期主要是血凝块的收缩、血浆渗出导致的渗透性水肿，后期是血脑屏障损伤引起的水肿。血凝块收缩越强烈，影像学上观察到的血肿体积则越小。但血凝块收缩所释放的血浆成分则是后期血脑屏障损伤的重要因素，有可能加重后期水肿。因而，出现不同的结论需要考虑所研究的时间窗范围。

（2）血肿周围水肿的发生机制

以 Starling 原理来理解血肿周围水肿的形成过程，可以分为 3 个阶段。

1）第一阶段：离子性水肿，起始于出血后血浆向脑实质渗出，发生于出血后几个小时以内，以血肿收缩和细胞毒性水肿为主要表现。在该阶段，血脑屏障相对完整，因而水肿形成是渗透性因素引起的，以渗透压常数增加为主。血肿收缩是脑出血的独特表现，血液进入脑实质后，凝血机制启动，形成血凝块，血浆成分向间质渗出，产生最初的血液和间质之间的渗透压差。脑出血后间质内谷氨酸浓度增高，引起线粒体功能障碍，进而离子泵供能障碍，引起胞内渗透性介质 $Na^+$、$Cl^-$ 蓄积，造成细胞内水肿。

2）第二阶段：血管源性水肿。起始于炎症反应激活，在血肿形成后 2 天内，以血脑屏障破坏为主要特征，水力渗透系数增加，在血压—颅内压的压力差作用下，血浆成分向脑组织渗出，加重脑水肿。血液破入脑组织后，作为外源性物质，造成脑组织免疫系统的应激反应。多种介质参与其中，如凝血酶、细胞因子（如 TNF-α、IL-1β）、氧自由基、补体（如 C3a、C5a）、基质金属蛋白酶（如 MMP-9）。MMP-9 可降解血脑屏障基质成分，直接增加血脑屏障通透性。小胶质细胞激活，释放的 TNF-α 作用于血脑屏障，引起紧密连接蛋白 Claudin-5 表达下调。

3）第三阶段：晚期血管源性水肿，主要在血肿形成 3 天以后发生，以血液代谢产物铁和血红素释放为主要始动因素。铁释放引起活性氧（peactive oxyen species，ROS）产生增加，激活前炎症因子及 MMP-9。血红蛋白作用与 TLR2-TLR4 二聚体，激活内源性炎症反应。这些因子引起血脑屏障破坏，KH 增加，继而引起血肿周围水肿进一步加重。

（3）血肿周围水肿的测量

CT 或 MRI 上的中线偏移可为水肿形成提供定性判断依据，但容量测量可提供更可靠的血肿周围水肿严重程度判断依据。血肿周围水肿在 CT 上表现为在血肿周围的低密度影。需要注意的是，梗死灶也呈低密度影。因而血肿周围水肿应定位于紧挨着血肿边缘的区域内，且随距离增大，低密度影逐渐消散。近年来，出现了一些半自动化的血肿周围水肿体积的测量算法，有研究者认为将 5 ～ 33 Hu 区间的低密度影分割为水肿区的结果，与人工划分的水肿区基本一致。

采用 CT 评价血肿周围水肿的问题在于，随着时间延长，水肿区和周围脑组织之间的界线逐渐趋于模糊，影响判断。磁共振成像有较高的组织对比，其中液体衰减反转恢复（fluid-attenuated inversion recovery，FLAIR）可能对血肿周围水肿的体积测量有较大优势。

（4）新型监测手段

血肿周围水肿是脑出血患者的不良预后因素，其严重程度反映了继发神经损伤的严重程度。无论是 CT 还是磁共振都有其局限性。例如，部分脑出血重症患者因呼吸机辅助呼吸，行长时间的磁共振检查有较大风险。而可动态评估脑出血患者脑水肿严重程度的新技术已初见端倪，可能是设备小型化、床旁化，或是采用新的成像原理。

例如，床旁 CT 的使用，重症患者可在不脱离呼吸机辅助呼吸的条件下完成相关检查。我们科室在出血性卒中 973 计划项目的支持下，研发了永磁化的小型床旁核磁共振样机，在大动物的脑出血模型上可评价脑水肿的动态变化。同时因无电离辐射，也易于被接受。

我们正在进行的国家重点研发计划拟采用电阻抗扰动系数来

反映脑水肿的情况，已研发三代产品。未来可形成电阻抗成像技术，从而将颅内水肿的情况可视化。

## 15. 白质功能与皮层同样重要，磁共振弥散张量成像可活体显示白质神经纤维束

脑出血好发于基底节区，内囊穿行其中，因而脑出血会出现"三偏"体征，即对侧肢体的运动和感觉障碍，同侧的视野偏盲，其病理学基础是白质纤维束损伤。因而对白质纤维束的评估应贯穿于脑出血治疗及康复的整个过程中。在动物模型中可应用组织学手段进行评估，但临床中则需采用影像学手段来进行评估。最广泛应用的是磁共振弥散张量成像（diffusion tensor imaging，DTI）技术。

DTI 的物理学基础是水分子的布朗运动。在水或脑脊液这样的理想介质中，水分子的各向运动不受限，称为各向同性，而在白质纤维束中，由于髓鞘包裹，水分子在垂直于白质纤维束走行方向的自由弥散受限，具有各向异性。这项特征可被 DTI 技术检测出来。在给定的弥散方向上和弥散时间内，水分子若弥散受限，在激励脉冲和重聚脉冲作用下，相位完全重聚，若弥散不受限，相位重聚则会受水分子在给定弥散方向上的弥散距离影响，因此产生对比。弥散方向多于 6 个则可以通过数学运算获取该体素张量 D 的特征值 [$\lambda 1$，$\lambda 2$，$\lambda 3$] 及特征向量 [$\epsilon 1$，$\epsilon 2$，$\epsilon 3$]，若各个方向上的弥散一致，弥散张量 D 描述为球形，$\lambda 1 = \lambda 2 = \lambda 3$；若

不一致，弥散张量 D 描述为椭球形，λ1 > λ2 > λ3，ε1 反映弥散最大方向。

$$FA = \sqrt{\frac{3}{2}} \cdot \frac{\sqrt{(\lambda_1 - \overline{\lambda})^2 + (\lambda_2 - \overline{\lambda})^2 + (\lambda_3 - \overline{\lambda})^2}}{\sqrt{\lambda_1^2 + X_2^2 + \lambda_3^2}}$$

FA 取值范围在 0 ～ 1，取值越大，各向异性越大。

为了增加信噪比，实际应用中可以使用更多弥散方向。常规磁共振成像技术反映了体素的横向、纵向弛豫特征，而 DTI 可提取该体素的微观结构信息。DTI 本质上反映的是水分子的自由弥散情况，受很多因素影响。因而在利用 DTI 技术评估白质纤维束时应特别注意，白质纤维束损伤，如髓鞘降解有 DTI 的改变，但 DTI 改变并不一定反映了髓鞘的变化。通过设定 FA 值、相邻体素 ε1 间的夹角及纤维束长度，可以进行白质纤维束确定性追踪。但由于纤维束交叉的原因，还有概率追踪算法，计算量大。

近年来，DTI 在脑出血的研究和临床实践中逐渐得到重视。例如，术前可进行 DTI 白质纤维束追踪成像，从而选择手术方式和手术入路，尽可能地减少对白质的损伤。

DTI 还可用于脑出血的病情评估、预后判断。Koyama 等分析了 40 例脑出血患者出血后 2 ～ 3 周内同侧 / 对侧大脑脚 FA 的相对值 rFA，以及手、腕、上肢、肩部及下肢的 BRS 评分。统计分析显示 rFA 与四肢的 BRS 评分显著相关。Tao 等分析了脑出血患者 4 天时，同侧和健侧的皮质脊髓束（血肿下 5 个层面）和大脑脚的 rFA 值，以及 ICH 评分。研究也发现 rFA 与 ICH 评分显著相关。

有若干病例报道显示 DTI 在脑出血患者康复中的应用价值。Chang 等报道了一个左侧中脑出血案例，在出血后 2 周时的 DTI 显示左侧皮质脊髓束在出血灶处完全中断，同期电生理检测示右手运动诱发电位消失。经过经颅磁刺激治疗 4 个月后，该患者右手可握持和释放物体，运动诱发电位出现，但较对侧有 9 毫秒的延迟。DTI 发现新的传导通路，从左侧初级运动皮层延伸至脑桥的左侧皮质脊髓束，并交叉至对侧。

## 16. 脑出血后血肿扩大危害大，早期预测手段的准确性仍有待提高

脑出血发病后的最初数小时内的血肿扩大和早期神经功能恶化发生率高。发病 3 小时行头颅 CT 检查的患者在复查时发现：28%～38% 的患者出现血肿扩大（超过初始血肿量的 1/3）。血肿每扩大 10%，则死亡风险增加 5%。因此，如何早期、快速、便捷地识别血肿扩大是脑出血的研究热点。Demchuk A M 等根据造影剂渗入血肿的情况，采用 CT 血管造影（CT angiography，CTA）的斑点征区分血肿扩大的患者，且发现斑点数量越多血肿扩大的风险越高。最近的一项 Meta 分析显示：CTA 斑点征的敏感性为 62%，需要联合其他标志物以提高敏感性。其他研究发现血肿体积、血肿形态、血肿部位、黑洞征、混杂征、高 NIHSS

评分、低 GCS 评分，首次 CT 检查距发病的时间、抗凝 / 抗血小板聚集药物的使用、高 INR 值、低血钙也与血肿扩大密切相关。2014 年 Brouwers 研究团队提出的 9 分法包括：华法林使用史（2 分），发病到首次 CT 检查时间（6 h 内为 2 分），基线血肿体积（大于 60 mL 为 2 分、30 ～ 60 mL 为 1 分、小于 30 mL 为 0 分），CTA 斑点征（3 分）。其预测的能力为 0.72。2015 年 Thien J Huynh 提出 PREDICT A/B 评分（CTA 斑点征数、发病时间、华法林使用史、GCS 评分、NIHSS 评分），其预测的能力为 0.78/0.77（PREDICT A/B）。该研究的 CTA 斑点征需要行增强检查，然而 80% 的患者由于检查设备受限，或者是本身有糖尿病、甲状腺功能亢进或过敏史不能完成 CTA 检查。2017 年提出的 BAT 评分主要根据 CT 平扫（noncontrast computed tomography，NCCT）的检查结果，包括黑洞征、低密度血肿及发病到 CT 扫描时间。其预测的能力为 0.65。而基于 INTERACT 2 研究的 BRAIN 评分包括：血肿体积（≤ 10 为 0 分、10 ～ 20 为 5 分、> 20 为 7 分），复发出血（4 分），华法林使用史（6 分），破入脑室（2 分），发病到 CT 检查时间（≤ 1 h 为 5 分，1 ～ 2 h 为 4 分，2 ～ 3 h 为 3 分，3 ～ 4 h 为 2 分，4 ～ 5 h 为 1 分，> 5 h 为 0 分）。其预测的能力为 0.73。因上述评分的预测能力均为中等，更多的标志物或者评分模型的建立有待进一步的研究。

中国医学临床百家

## *17.* 脑出血破入脑室后四脑室脑干背侧线受压是高血压脑室出血预后不良的独立危险因素

　　脑室出血治疗效果不一，有的预后良好，有的预后较差，这与很多因素有关，至于何种类型脑室出血采取何种治疗方式更优，目前尚无统一的结论。许多研究表明年龄、脑室血肿量、GCS 评分、急性脑积水是常见预后不良的原因。早在 1994 年 Shapiro 等研究了 50 例脑室出血患者的预后，表明四脑室扩张是预后不良的征兆，其中定义第四脑室出血扩张的标准为四脑室充满血肿，前后径大于 1.25 cm 伴或不伴左右径大于 2.0 cm（CT 轴位）。这一标准一直沿用至今，为后来很多学者所引用，并且他们的研究也表明第四脑室出血扩张是高血压脑室出血预后不良的独立危险因素，分析原因可能在于四脑室血肿压迫脑干会致脑干缺血损伤。

　　虽然采用测量轴位 CT 或 MRI 图像上四脑室大小判断四脑室是否扩张为目前许多学者广泛采用的方法，但我们研究发现这种方法可能存在明显误差：①个体差异导致四脑室大小不一，而在患者脑室出血前脑室大小往往未知，所以脑室是否扩张无法与出血前相比较；②脑室出血患者往往存在意识障碍不配合检查导致 CT 扫描基线不一致，从而导致测量结果不同（图 7）。为了解决这一问题，我们研究了健康成年人及脑室出血患者的矢状位 CT 或 MRI 图像，提出了脑干背侧线概念，即四脑室底部线，结

果发现健康成年人及四脑室出血未扩张者脑干背侧线基本为一条
直线（图8A、图8B），四脑室出血伴扩张者脑干背侧线为一条
曲向腹侧的弧形（图8C）。因此，我们认为采用脑干背侧线判定
四脑室是否扩张更为准确，也更符合四脑室血肿压迫脑干的影像
学标准。

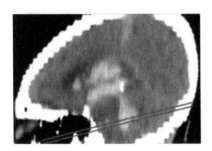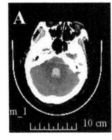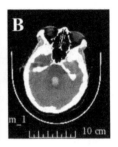

左图为矢状位 CT 图像，红色代表基于不同的基线扫至四脑室最大前后径的扫描层；右侧 A 图为
左图中上面红色扫描层对应的轴位 CT 图像，右侧 B 图为左图中下面红色扫描层对应的轴位 CT
图像，明显可见两者四脑室大小不一致。

图7　不同的 CT 扫描基线对应的轴状位 CT 图像不同（彩图见彩插 2）

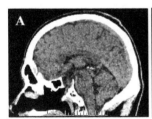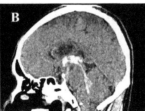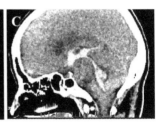

A（MRI）：健康成年人；B（CT）：四脑室出血未扩张（Ⅰ度）；C（CT）：四脑室出血伴扩张
（Ⅱ度）。红色虚线代表脑干背侧线。

图8　MRI 及 CT 矢状位图像显示脑干背侧线（彩图见彩插 3）

　　脑干背侧线是一个影像学名称，我们有必要找到它对应的解
剖学结构基础。从实体解剖上来看（图9），脑干背侧即四脑室
底部，脑干背侧线是脑干矢状位的正中线，对应脑干背侧的中间

沟，其上起始于中脑导水管的四脑室开口，向下止于闩，两侧从上到下有蓝斑、面丘、舌下三角、迷走三角等对称的隆起。正常健康人脑干背侧中间沟在解剖上近似一条直线，是其在影像上成直线的基础（图 10）。

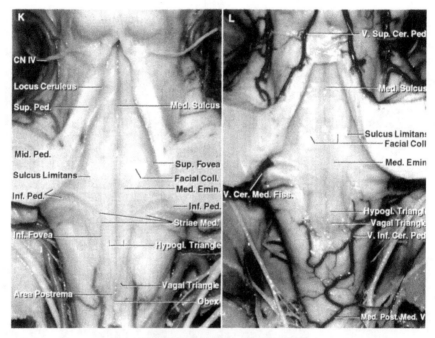

图 9　脑干背侧实体解剖（彩图见彩插 4）

引自：RHOTON A L. PHOTON 颅脑解剖与手术入路 . 北京：中国科学技术出版社，2010.

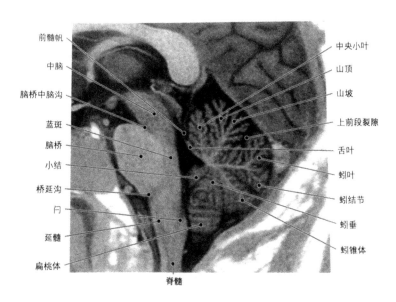

**图 10　脑干背侧磁共振 T₁ 成像**

引自：GALLUCCI M，CAPOCCIA S，CATALUCCI A. 颅脑放射影像解剖图谱.
北京：人民卫生出版社，2009.

　　对于脑实质出血而言，幕上中线结构的移位被认为是判断病情严重程度的重要影像学指征，一般幕上出血大于 30 mL，中线结构移位大于 5 mm，可以考虑外科手术治疗，已成为广大学者的共识。而在我们看来，脑干背侧线是脑干受压最直接的影像学特征，在脑室出血治疗中同样具有以上类似意义。正常生理状态下，脑干背侧线本为一条直线，而四脑室血肿的压迫可以导致其偏移，成一条偏向腹侧的弧线，而弧形的偏移程度也同样反映了四脑室出血的严重程度。

　　对于脑室出血的患者，如果出现脑积水或意识障碍加深，往往考虑手术治疗。手术的方式常用的为脑室外引流联合脑室内注入尿激酶或阿替普酶治疗，也有联合腰大池引流的治疗方法。但是最近的多中心随机双盲试验 CLEAR Ⅲ 结果表明脑室外引流联合脑室内注入阿替普酶并没有明显改善脑室出血患者的预后。我们先前也研究了脑室外引流治疗高血压脑室出血患者的预后情况，发现脑干背侧线呈弧形的往往预后不良，而呈直线的一般预后良好。近年来，随着内镜技术的发展，神经内镜在脑室出血中的应用逐渐广泛，该技术不仅能缓解脑积水，而且能快速清除脑室内血肿。但对于硬性神经内镜而言，从幕上入路最多只能清除侧脑室、三脑室血肿，对于四脑室血肿则鞭长莫及，所以许多研究表明神经内镜技术与脑室外引流相比较可以降低慢性脑积水的发生率，减少对脑室腹腔分流手术的依赖，但并不能改善脑室出血患者的预后。但这些研究并没有对脑室出血患者进行分类，即没有将脑干背侧线呈弧形或直线予以区分。这些临床现象引起了我们进一步的思考：是不是对于脑干背侧线呈弧形偏向腹侧的脑室出血患者仅仅进行脑室外引流或神经内镜幕上脑室血肿清除治疗是不够的？进一步清除四脑室血肿是不是能改善此类患者的预后？

典型临床病例（2 例）回顾。

（1）病例一，患者男性，67 岁，浅昏迷，GCS 评分 8 分，术前 CT 提示右侧丘脑出血破入脑室（图 11A、图 11B），急诊在全麻下神经内镜经额部入路清除侧脑室及三脑室大部分血肿，术后幕上脑积水缓解（图 11C、图 11D），但脑干背侧线呈弧形偏向腹侧，脑干受压未解除（图 12），术后 3 个月为植物生存状态，

GOS 评分 2 级。

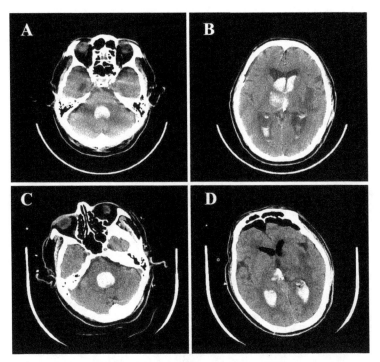

图 11　术前及术后第一天头部 CT 图像

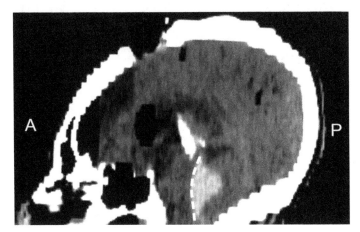

图 12　术后第一天 CT 重建矢状位中线图像提示脑干背侧线向腹侧偏移

（2）病例二，患者女性，55 岁，术前昏迷，GCS 评分 3 分，术前 CT 提示右侧小脑出血破入脑室（图 13A、图 13B、图 13C），呼吸突然停止，行气管插管后急诊开颅行小脑及四脑室血肿清除＋后颅窝减压＋脑室外引流术，术后 CT（图 13D、图 13E、图 13F）复查血肿基本清除，脑干受压缓解，1 周后患者神志恢复清楚，自主呼吸，术后 3 个月 GOS 评分 4 级。

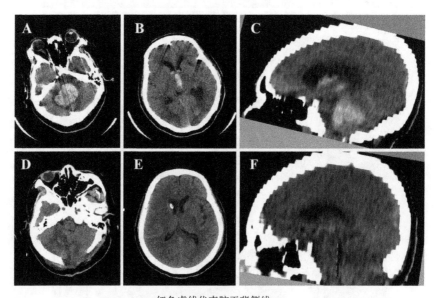

红色虚线代表脑干背侧线。

**图 13 术前及术后第 7 天头部 CT（彩图见彩插 5）**

结合我们的临床经验及文献所知，对于有脑干背侧线受压表现的脑室出血患者，内镜或显微手术清除四脑室血肿，解除血肿对脑干的压迫，有可能改善四脑室血肿压迫脑干患者的预后。周杰等采用后颅窝开颅联合侧脑室外引流方法及时清除四脑室血肿，相较于单纯脑室外引流治疗，明显改善了患者的预后；Tao等采用脑室引流管额角入路经室间孔、三脑室、中脑导水管进入四脑室吸除血肿，同样取得了较好的疗效。因此，对于脑干背侧线呈弧形的高血压脑室出血患者，常规侧脑室外引流或神经内镜幕上脑室血肿清除是不够的，及时清除四脑室血肿可能会有效改善患者的预后。

## 参考文献

1. GUAN J, HAWRYLUK G W.Targeting secondary hematoma expansion in spontaneous intracerebral hemorrhage-state of the art.Front Neurol，2016，7：187.

2. BROUWERS H B，GREENBERG S M.Hematoma expansion following acute intracerebral hemorrhage.Cerebrovasc Dis，2013，35（3）：195-201.

3. TSIVGOULIS G，KATSANOS A H.Intensive blood pressure reduction in acute intracerebral hemorrhage：a meta-analysis.Neurology，2015，84（24）：2466.

4. DEMCHUK A M，DOWLATSHAHI D，RODRIGUEZ-LUNA D，et al. Prediction of haematoma growth and outcome in patients with intracerebral haemorrhage using the CT-angiography spot sign （PREDICT）：a prospective observational study. The Lancet Neurology，2012，11（4）：307-314.

5. DU F Z，JIANG R，GU M，et al.The accuracy of spot sign in predicting hematoma expansion after intracerebral hemorrhage：a systematic review and meta-analysis. PLoS One，2014，9（12）：e115777.

6. DOWLATSHAHI D，BROUWERS H B，DEMCHUK A M, et al.Predicting

中国医学临床百家

intracerebral hemorrhage growth with the spot sign: the effect of onset-to-scan time. Stroke, 2016, 47 (3): 695-700.

7. LI Q, ZHANG G, XIONG X, et al. Black hole sign: novel imaging marker that predicts hematoma growth in patients with intracerebral hemorrhage.Stroke, 2016, 47 (7): 1777-1781.

8. DOWLATSHAHI D, SMITH E E, FLAHERTY M L, et al.Small intracerebral haemorrhages are associated with less haematoma expansion and better outcomes. International Journal of Stroke, 2011, 6 (3): 201-206.

9. BROUWERS H B, CHANG Y, FALCONE G J, et al. Predicting hematoma expansion after primary intracerebral hemorrhage.JAMA Neurology, 2014, 71 (2): 158-164.

10. CHANG C C, LIN C J.LIBSVM: a library for support vector machines.ACM Transactions on Intelligent Systems and Technology, 2011, 2 (3): 1-27.

11. YAKUSHIJI Y. Cerebral microbleeds: detection, associations and clinical implications.Front Neurol Neurosci, 2015, 37: 78-92.

12. BUCH S, CHENG Y N, HU J, et al.Determination of detection sensitivity for cerebral microbleeds using susceptibility-weighted imaging.NMR Biomed, 2017, 30 (4): e3551.

13. KEEP R F, HUA Y, XI G.Intracerebral haemorrhage: mechanisms of injury and therapeutic targets.Lancet Neurol, 2012, 11 (8): 720-731.

14. APPELBOOM G, BRUCE S S, HICKMAN Z L, et al.Volume-dependent effect of perihaematomal oedema on outcome for spontaneous intracerebral

haemorrhages.J Neurol Neurosurg Psychiatry，2013，84（5）：488-493.

15. URDAY S，KIMBERLY W T，BESLOW L A，et al.Targeting secondary injury in intracerebral haemorrhage-perihaematomal oedema.Nat Rev Neurol，2015，11（2）：111-122.

16. VOLBERS B，STAYKOV D，WAGNER I，et al.Semi-automatic volumetric assessment of perihemorrhagic edema with computed tomography.Eur J Neurol，2011，18（11）：1323-1328.

17. LE BIHAN D，JOHANSEN-BERG H.Diffusion MRI at 25：exploring brain tissue structure and function.Neuroimage，2012，61（2）：324-341.

18. JONES D K，KNOSCHE T R，TURNER R.White matter integrity，fiber count，and other fallacies：the do's and don'ts of diffusion MRI.Neuroimage，2013，73：239-254.

19. MAIER-HEIN K H，NEHER P F，HOUDE J C，et al.The challenge of mapping the human connectome based on diffusion tractography.Nat Commun，2017，8（1）：1349.

20. KOYAMA T，UCHIYAMA Y，DOMEN K.Associations of diffusion-tensor fractional anisotropy and FIM outcome assessments after intracerebral hemorrhage.J Stroke Cerebrovasc Dis，2018，27（10）：2869-2876.

21. TAO W D，WANG J，SCHLAUG G，et al.A comparative study of fractional anisotropy measures and ICH score in predicting functional outcomes after intracerebral hemorrhage.Neurocrit Care，2014，21（3）：417-425.

22. CHANG M C，JUNGY J，JANG S H.Motor recovery via transcallosal and

transpontine fibers in a patient with intracerebral hemorrhage. Am J Phys Med Rehabil, 2014, 93 (8): 708-713.

23. BALAMI J S, BUCHAN A M. Complications of intracerebral haemorrhage. Lancet Neurol, 2012, 11 (1): 101-118.

24. XU X, ZHANG J, YANG K, et al. Accuracy of spot sign in predicting hematoma expansion and clinical outcome: a meta-analysis.Medicine (Baltimore), 2018, 97 (34): e11945.

25. CHEN S, ZHAO B, WANG W, et al.Predictors of hematoma expansion predictors after intracerebral hemorrhage.Oncotarget, 2017, 8 (51): 89348-89363.

26. BROUWERS H B, CHANG Y, FALCONE G J, et al.Predicting hematoma expansion after primary intracerebral hemorrhage.JAMA Neurol, 2014, 71 (2): 158-164.

27. HUYNH T J, AVIV R I, DOWLATSHAHI D, et al.Validation of the 9-Point and 24-Point Hematoma Expansion Prediction Scores and Derivation of the PREDICT A/ B Scores.Stroke, 2015, 46 (11): 3105-3110.

28. MOROTTI A, DOWLATSHAHI D, BOULOUIS G, et al.Predicting intracerebral hemorrhage expansion with noncontrast computed tomography: the BAT Score. Stroke, 2018, 49 (5): 1163-1169.

29. WANG X, ARIMA H, AL-SHAHI S R, et al. Clinical prediction algorithm (BRAIN) to determine risk of hematoma growth in acute intracerebral hemorrhage. Stroke, 2015, 46 (2): 376-381.

30. GABEREL T, MAGHERU C, EMERY E. Management of non-traumatic

intraventricular hemorrhage.Neurosurg Rev, 2012, 35 (4) : 485-495.

31. BASALDELLA L, MARTON E, FIORINDI A, et al. External ventricular drainage alone versus endoscopic surgery for severe intraventricular hemorrhage : a comparative retrospective analysis on outcome and shunt dependency. Neurosurg Focus, 2012, 32 (4) : E4.

32. LI Y, ZHANG H, WANG X, et al.Neuroendoscopic surgery versus external ventricular drainage alone or with intraventricular fibrinolysis for intraventricular hemorrhage secondary to spontaneous supratentorial hemorrhage : a systematic review and meta-analysis.PLoS One, 2013, 8 (11) : e80599.

33. FU C, LIU L, BO C, et al. Risk factors for poor outcome in hypertensive intraventricular haemorrhage treated by external ventricular drainage with intraventricular fibrinolysis.World Neurosurgery, 2017, 102 : 240-245.

34. HANLEY D F, LANE K, MCBEE N, et al. Thrombolytic removal of intraventricular haemorrhage in treatment of severe stroke : results of the randomised, multicentre, multiregion, placebo-controlled CLEAR Ⅲ trial.Lancet, 2017, 389 (10069) : 603-611.

35. 傅楚华，陈波，王宁，等 . 神经内镜在高血压脑室出血治疗中的应用 . 中华神经外科杂志，2018，34 (11) : 1151-1154.

（陈蔚翔　尹　怡　傅楚华）

# 脑出血治疗的研究进展

## *18.* 脑出血急性期平稳管理血压非常重要，快速降压虽然安全但仅限于个体化治疗

脑出血患者早期常伴有血压水平进一步升高，而对于其急性期高血压的处理，各指南的建议差别较大，目前尚未完全达成共识（图 14）。近年来，国际上样本量大、最为著名的相关研究是脑出血强化降压试验（intensive blood pressure reduction in acute cerebral hemorrhage trial，INTERACT）和脑出血抗高血压治疗试验（antihypertensive treatment of acute cerebral hemorrhage，ATACH）。

其中，发布于 2013 年的 INTERACT 2 试验比较了在 1 小时内降低收缩压低于 140 mmHg 的目标值与指南推荐的降低血压至低于 180 mmHg 的方法的差异。90 天主要转归（死亡或严重残疾，定义为改良 Rankin 量表评分为 3 ～ 6 分）显示无显著性差异（*P*=0.06），但是关键次要终点 mRS 评分的有序分析提示强化治疗组有明显获益（*P*=0.04），而两组严重不良事件相似。

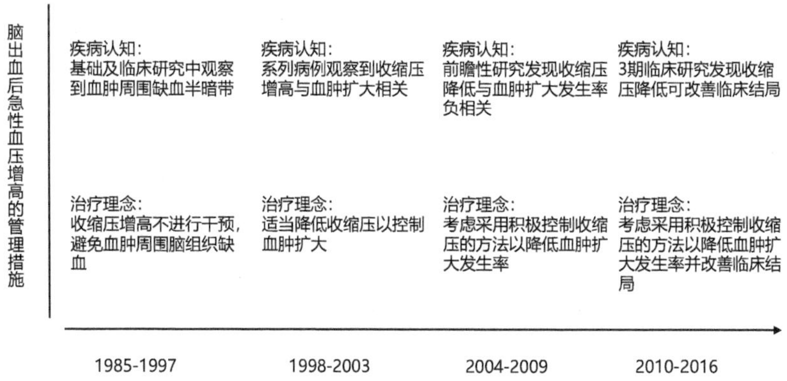

图 14　既往脑出血后血压管理策略演进

引自：QURESHI A I，PALESCH Y Y，FOSTER L D，et al.Blood Pressure-Attained Analysis of ATACH 2 Trial.Stroke，2018，49（6）：1412-1418.

而 2016 年 ATACH 2 试验显示：110 ～ 139 mmHg 降压组和 140 ～ 179 mmHg 降压组之间的血压目标值实现了显著的早期差异，然而，两组患者的 90 天死亡率和残疾率未见显著差异（38.7% *vs* 37.7%，*P* = 0.84）。虽然从趋势上看，更积极的降压方案可以限制血肿的扩张，但是两组的差异无统计学意义（18.9% *vs* 24.4%，*P* = 0.09）。不过，积极的降压并没有引起治疗 72 小时内更早的神经功能恶化或治疗相关的严重不良事件（1.6% *vs* 1.2%，*P* = 0.59），然而在 72 小时内出现了肾脏相关不良事件的增加（9.0% *vs* 4.0%，*P*=0.0002）。该研究组进一步的分析提示：与 2 小时内收缩压未降低至 140 mmHg 以下的受试者相比，2 小时内收缩压降低至 140 mmHg 以下并能维持的受试者死亡或残疾发生率相近（*RR* 0.98，95% *CI* 0.74 ～ 1.29）。降低并维持组（10.4%，*RR* 1.98，95% *CI* 1.08 ～ 3.62）及降低但未能维持组（11.5%，*RR* 2.08，95% *CI* 1.15 ～ 3.75）24 小时内的神经功能恶化发生率均显著高于对照组。此外，收缩压降低至 140 mmHg 以下并得以维持的受试者 7 天内心脏相关不良事件的发生率也高于 2 天内收缩压未降低至 140 mmHg 以下的受试者（11.2% *vs* 6.4%）。另外，2020 年重庆医科大学的 LiQ 团队对于 ATACH 2 试验临床数据的进一步分析发现：脑出血超早期（2 小时内）利用尼莫地平强制控制血压可以降低血肿扩大风险（*OR* 0.56，95% *CI* 0.34 ～ 0.92，*P*=0.02），同时提高远期功能独立能力（*OR* 2.17，95% *CI* 1.28 ～ 3.68，*P*=0.004），并改善 90 天远期预后（*OR* 1.68，95% *CI* 1.01 ～ 2.83，*P*=0.048）。

对比两组试验，其核心差异包括入组患者起病时间、早期干预时间点、早期干预程度、降压药使用等因素。从图 15 中可以发现，INTERACT 2 试验中强化降压组早期收缩压水平与 ATACH 2 试验中标准治疗组相似，INTERACT 2 试验中各组早期降压程度趋于平稳，ATACH 2 试验降压策略更显激进，这也可能在一定程度上解释了 ATACH 2 试验中脑出血后强化降压患者发生心脏、肾脏等重要脏器不良事件增多与相对低血压导致灌注不良有关，同时 ATACH 2 试验可以更快稳定血压。因此我们认为，稳定脑出血患者收缩期的血压波动水平和急性期高血压反应可能会产生治疗效果，而不受收缩期血压水平降幅大小的影响，快速强化降压虽然可在一定程度上降低血肿扩大风险，但非常受降压时间窗的限制，可能只有超早期（2 小时内）强制降压可以改善血肿扩大。由此显示脑出血可能和缺血性卒中一样是必须马上采取治疗措施的疾病，移动卒中单元的应用更是刻不容缓。

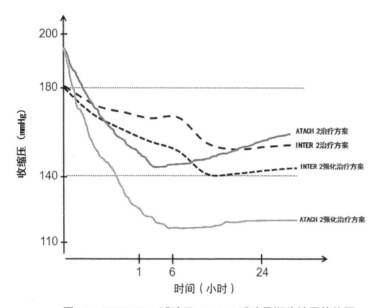

图 15　INTERACT 2 试验及 ATACH 2 试验早期收缩压趋势图

## 19. 脑出血患者是否获益于重组Ⅶa因子的止血治疗尚未得到证实

临床上，脑出血的血肿扩大是很常见的问题。早期的血肿扩大是持续性的，血肿扩大会导致脑水肿加重，进一步引起颅内压升高，是发病早期神经功能恶化、预后不良的重要危险因素。近年来，重组人凝血因子Ⅶa被认为是脑出血后减轻早期血肿扩大的一种潜在疗法，脑出血 4 小时内静脉注射 40 ～ 160 μg/kg 重组人凝血因子Ⅶa可以显著控制血肿体积、降低死亡率并改善90天神经功能预后。然而除了轻微增高的血栓形成发生率以外，预料之外的脑积水和心血管事件发生率显著增高，限制了该疗法的广泛推广，故而凝血因子Ⅶa仅在抗凝、抗血小板所致继发脑出血患者中获得良好收益。

众所周知，脑出血患者CT血管造影出现斑点征是早期血肿扩大的独立危险因素和预测因子。加拿大SPOTLIGHT和美国STOP-IT联合试验是首次在CT血管造影确定斑点征高危脑出血患者中观察重组人凝血因子Ⅶa疗效的随机对照试验。然而两项试验的汇总结果显示，虽然CT斑点征能够预测出血扩大、死亡和残疾的风险增加，但紧急使用重组人凝血因子Ⅶa止血治疗脑出血患者并没有阻止颅内血肿扩大（16 ~ 22 mL *vs* 20 ~ 29 mL）或改善其神经功能预后。其原因可能与斑点征判断血肿扩大高危患者的特异性及应用重组人凝血因子Ⅶa疗法的时间窗有关。类似于急性缺血性卒中初始溶栓试验中90分钟治疗目标，在脑出血试验中也应能够做到，下一步可能实现在救护车上进行诊断和疗效评价。

## *20.* 高渗氯化钠注射液较甘露醇具有更好的降低颅内压的作用

脑出血后继发血肿周围水肿通常发生在3 ~ 7天内，根据严重程度可能会造成颅内压增高占位效应、中线移位，甚至脑疝形成，危及生命。既往研究显示脑出血早期（24～72 小时）血肿周围水肿与脑出血患者 90 天神经功能预后密切相关，而甘露醇和高渗盐水均为减轻脑水肿、降低颅内压的一线治疗手段。

一项小样本量回顾性研究显示，23.4% 高渗盐水可以快速降低颅内压并逆转小脑幕切迹疝。而早期持续泵入 3% 高渗盐水使血钠浓度维持在 145～155 mmol/L 可以显著缓解脑水肿、改善颅内高压危象。2011 年一项荟萃分析结果显示高渗盐水在治疗颅内压增高方面可能比甘露醇稍具优势，近期国内另一项荟萃分析亦有类似结果，7.5% 的高渗盐水在降低颅内压效果方面较甘露醇更佳（$P=0.020$），且 7.5% 高渗盐水降低颅内压维持时间更长（$P=0.004$）。

但高渗盐水的临床应用需更加谨慎和精细，除血钠水平、中心静脉压等指标外，血清氯水平亦需要密切监测。2017 年一项临床研究显示持续泵入 3% 高渗盐水治疗过程中如发生中度高氯血症（$\geq 115$ mmol/L）是住院期间死亡率增高的独立危险因素。通过对 INTERACT 2 入组患者数据的进一步分析发现甘露醇的应用虽然没有明显改善预后，但治疗过程中似乎更为安全。

因此，临床治疗时应当选择甘露醇还是高渗盐水取决于多种因素。使用高渗盐水时也需要频繁监测电解质和渗透压。在重复使用高渗盐水时，患者可能出现医源性盐和容量超负荷，应当对患者的血清钠、血清氯进行监测。甘露醇和高渗盐水交替使用也许是较为理想的降低颅内压策略。

## 21. 血糖的严格监测与管理在脑出血患者中被推荐使用

越来越多的证据表明，高血糖可以增加脑卒中发生率，是脑出血（包括缺血性卒中后出血转化）的独立危险因素，而脑出血急性期血糖过高或过低均可对预后产生不良影响。因此，对于脑出血患者应尽快测量并监测血糖，对于血糖低于 3.3 mmol/L 的患者应该尽快给予补糖治疗，纠正血糖的目标为正常血糖即可，避免血糖过高，当血糖大于 10.0 mmol/L 时应选择降糖治疗，并注意避免低血糖发生。

动物研究表明，高血糖可增加脑出血血肿周围水肿和细胞死亡，并导致不良预后。观察性临床研究也表明，入院时高血糖是脑出血患者不良预后的独立危险因素。Saxena 等通过对 INTERACT 2 入组患者数据进行分析，发现入院时高血糖和既往糖尿病史与轻中度脑出血患者的不良预后密切相关。因此，无论是单项研究或目前指南均推荐对脑出血患者进行严格的血糖监测与管理，中国脑卒中血糖管理指导规范推荐：对于任何类型的重症脑卒中患者，当血糖持续大于 10.0 mmol/L 时应该给予持续静脉泵入胰岛素治疗，推荐目标血糖浓度为 7.8 ～ 10.0 mmol/L。然而目前尚缺乏高质量的临床试验指导脑出血患者的血糖管理。

## 22. 亚低温治疗可减轻血肿周围水肿发生，但对颅内压增高的疗效尚未得到证实

根据多项基础和临床研究的数据，亚低温治疗传统上一直被认为是神经重症监护室中神经保护治疗的可行方案之一，并在急诊医学中被推荐用于预防心室颤动引起的心搏骤停后的神经损伤。近年来，Liu 等也证实亚低温治疗可以通过干预 RIP1/RIP3 - mLKL 介导的实验性脑外伤后坏死性凋亡，减轻中枢神经系统组织损伤和炎症反应。

除了潜在的神经保护作用外，亚低温治疗被广泛认为是降低颅内压的有效策略之一。既往多项单中心试验和荟萃分析支持亚低温治疗（32 ~ 35 ℃）可明显缓解颅脑创伤后继发性颅内高压。然而，2015 年一项多中心、随机、对照临床试验显示，与正常体温治疗相比，在成年颅脑创伤患者中使用亚低温治疗并没有显示出良好的结果。而脑出血发病后早期低体温治疗似乎对血肿周围脑水肿形成有明显的抑制作用，但发病后第 3 天疗效有限，其原因可能是与亚低温治疗改善早期血脑屏障损伤有关，对已造成颅内占位效应及颅内高压的水肿治疗效果尚需进一步评估。

目前在临床诊疗中，往往根据脑出血后发热的严重程度选择温控装置，包括侵入性（血管内导管）和非侵入性（外部冷却垫）等技术，以及以药物为基础的亚低温治疗。在本实验室既往研究的基础上，我们认为药物亚低温治疗可能是治疗脑出血后继发脑

损伤较为良好的策略之一。我们采用 8-OH-DPAT（5-HT1α 受体激动剂）对大鼠脑出血后 48 小时进行亚低温治疗试验，结果显示其提供了一种稳定降低颅内核心温度且没有温度反跳的亚低温治疗手段（图 16），与传统物理低温组相比，展现出良好的血脑屏障通透性和血肿周围神经纤维损伤保护作用。

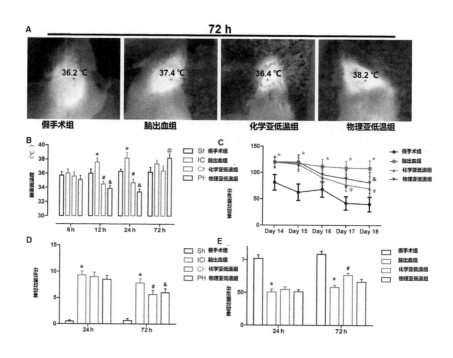

图 16　大鼠脑出血模型亚低温治疗后颅内核心温度示意（彩图见彩插 6）

## *23.* 神经内分泌系统参与脑出血后脑水肿的形成和发展

原发性脑出血后几乎必然发生脑水肿，其可在出血后迅速形成，加重颅内压增高，与临床的不良预后直接相关。脑出血后脑水肿可根据形成机制分为血管源性水肿和细胞毒性水肿，一般认为其形成及演变经过以下 3 个阶段：①出血后 1 ～ 4 小时内，血肿收缩将血清蛋白挤入间质，造成血肿腔内静水压升高、血肿周围间质胶体渗透压升高。液体在静水压梯度及渗透压作用下，从血肿内及毛细血管中进入周围实质，形成水肿；②出血后 4 ～ 72 小时，凝血酶及凝血酶介导凝血级联反应促进脑水肿发展；③出血后 72 小时，红细胞开始溶解，裂解产物进一步破坏血脑屏障，加重脑水肿。

现有的针对脑出血后脑水肿治疗方法主要包括渗透性脱水、利尿、抗炎、辅助治疗及手术，但疗效均不能令人满意。随着对脑出血后脑水肿的形成机制的研究深入，神经内分泌系统越来越多地被发现参与脑水肿的形成和发展。临床中发现，下丘脑作为神经内分泌的中枢环节，一旦受损，患者脑水肿往往持续而严重。下丘脑可释放多种激素，发挥多种作用，其中精氨酸加压素（arginine vasopressin，AVP）可调节体内水和电解质稳态。有研究发现，脑出血后患者血浆中 AVP 水平与其脑水肿程度呈正相关，提示 AVP 参与了脑出血后脑水肿形成。对此，冯华课题组率先进行了动物实验，以探索神经内分泌系统与脑出血后脑水肿的关系。

托伐普坦作为首个被美国食品和药物管理局批准的口服AVP2型受体拮抗剂，其安全性和强大的利水作用已受到多个临床试验的肯定，然而其在脑出血后脑水肿的应用很少。课题组利用大鼠胶原酶诱导脑出血模型，观察给予口服托伐普坦治疗后，大鼠脑水肿情况、行为学改变及血脑屏障相关指标变化。发现托伐普坦治疗可以减轻脑出血后脑水肿程度并改善大鼠感觉运动功能，其作用机制可能与药物对血脑屏障的保护作用相关。进而又在大鼠颅脑外伤模型上再次验证了托伐普坦治疗可改善脑水肿。大动物实验和临床试验正在计划中，托伐普坦有望成为治疗脑水肿的新选择，而神经内分泌系统与脑出血后脑水肿的关系更值得进一步探索。

## 24. 通过引流管进行的血肿内注射 rt-PA 可减少脑室出血后继发性脑积水，减少死亡率

脑室出血（intraventricular hemorrhage, IVH），分为原发性（单纯脑室出血）和继发性（由其他类型颅内出血破入脑室），IVH是脑出血预后的负性调控因子，可以导致脑出血后更高的致死率和致残率，发病后30天的死亡率高达40%～80%。一项包含13项研究的 Meta 分析显示，一旦合并 IVH，脑出血的死亡率立即从20%显著上升至51%。脑出血合并 IVH 的患者后期导致脑积

水的机会明显增多，大部分患者需要行永久性的分流术来缓解症状，甚至挽救生命，大部分患者即使行分流手术预后也较差，而且永久性的脑脊液分流常常出现分流管的堵塞失效，甚至颅内感染从而增加患者的死亡率。一般来讲，合并严重 IVH 及梗阻性脑积水的脑出血患者均需急诊行脑室外引流术，理论上讲引流破入脑室的血液及脑脊液可缓解患者症状。但是脑室外引流在 IVH 中的应用受到两点限制：第一，脑室内出血较多很容易形成血凝块，引流效果往往不佳，临床上经常出现术中引流良好，术后 24 小时左右就引流不畅；第二，即使引流通畅，想完全引流出脑室内血液，往往需要较长时间，这无疑增加了颅内感染的概率。另外，单纯行脑室外引流，待血凝块在脑室内自然分解排出，血液分解产生的毒性产物，如血红蛋白、铁、胆红素等可对脑室周围脑实质及蛛网膜下腔蛛网膜颗粒产生炎症反应，导致一系列的损伤，最终会导致交通性脑积水的形成，影响患者的神经功能改善和预后。

因此，如果血凝块有如此多的不良反应，那么是否有什么方法可以做到尽快清除脑室内血液以达到最佳的治疗效果呢？近些年来，陆续有些研究通过脑室外引流管向脑室内注射纤维蛋白溶解药物，如尿激酶、链激酶、rt-PA 等来促进血凝块溶解来加速脑室内积血的清除，从而达到改善脑脊液循环通路、减少继发性脑积水的发生、减少脑室周围继发性的脑损伤、降低脑出血合并 IVH 死亡率的目的。

最近有 Meta 研究纳入了 4 个随机临床试验和 8 项观察性研究，总共获得 316 例患者资料，其中脑室内注射尿激酶或 rt-PA 者 167 例，分析结果初步表明，加用纤维蛋白溶解药物注射的试验组较单纯脑室外引流组死亡率从 46.7% 下降至 22.7%，*OR* 值为 0.32（95% *CI* 0.19 ～ 0.52），而且功能预后也有改善。但是，该 Meta 分析纳入的研究样本量均偏小，相互之间异质性高，所以急需多中心、随机、双盲、对照研究来验证该结果的可靠性。

基于此设想，2014 年，美国约翰霍普金斯医院的神经病学教授 Ziai 等设计了 CLEAR Ⅲ（A multicenter, randomized, double-blinded, placebo-controlled phase Ⅲ study of Clot Lysis Evaluation of Accelerated Resolution of Intraventricular Hemorrhage）研究。该研究是一项多中心、随机、双盲、安慰剂对照研究，目的是用来探索脑室外引流并注入低剂量 rt-PA 治疗 IVH 加速血肿分解和清除的安全性和有效性。该研究纳入的影像标准有：脑出血 /IVH 稳定性；首次 CT 血肿不超过 30 mL；入组前血肿不超过 35 mL；和最近的 CT 扫描比较，血肿变化小于 5 mL；侧脑室宽度不能增加超过 2 mm；穿刺道出血小于 5 mL；第三、四脑室被血液堵塞。患者随机分入两组，都给予脑室外引流，试验组（249 例）引流管内注射 rt-PA（共 12 次，1 次 /8 小时，1 mg/ 次），并最大限度清除脑室内积血，直至第三脑室或第四脑室通畅，或 IVH 占位效应减轻，或积血引流 80% 以上，或已经给予 12 次 rt-PA 注射；对照组（251 例）注射生理盐水。研究主要终点为 mRS 0 ～ 3 分和 180 天死亡率。该研究 2017 年发表在著名医学杂志 *Lancet* 上，结果显示，180 天死亡率试验组（18%）显著低于生理盐水组（29%，*P*=0.006），但是试验组并没有改善总体预后（mRS 5 试验组 17% *vs* 对照组 9%，*P*=0.007），很多患者虽然生存但却严重残疾（mRS 4 或 5）。而意向性分析（intention to treat analyses，ITT）显示，rt-PA 能够明显改善 IVH 体积超过 20 mL 患者的预后，IVH 清除率越高，mRS 0 ～ 3 的比例越多。同时，使用多个导管，或者导管插入血凝块内或使用 rt-PA 次数多、累积 rt-PA 剂量大者，IVH 清除率高。另外，试验组与安慰剂组比较，堵塞的第三脑室及第四脑室更快而且更容易开通。该研究还表明试验组患者脑室内积血清除率达到 80% 以上，而安慰剂组则仅有 10%。该项研究还对脑室内注射的主要并发症——颅内感染结果进行了统计分析，结果发现，注射 rt-PA 或生理盐水的感染率与单纯脑室外引流的感染率相当。因此，应用 rt-PA 清除 IVH 是有效和安全的。

但是，我们前面提到该研究并没有显示应用 rt-PA 能够改善 IVH 患者的整体预后，而这可能与药物剂量有关，该研究应用 rt-PA 共 12 次，每 8 小时 1 次，1 mg/ 次的剂量可能并不是治疗的最佳剂量，将来仍需要进行大规模临床试验来探讨 rt-PA 的剂量与患者功能预后的关系。

综上所述，目前初步研究结果表明脑室内 rt-PA 注射是安全、有效的，可以降低合并 IVH 脑出血患者的死亡率，其改善功能预后的作用有待进一步深入研究。

## 25. 纤溶术联合腰池引流有效减少脑出血破入脑室患者永久脑室分流率

脑室内出血是脑出血预后的负性调控因子，可以导致脑出血后更高的致死率和致残率。合并脑室出血的患者后期发生脑积水的概率明显增多，大部分患者需要行永久性的分流术来缓解症状，甚至挽救生命。然而，一个残酷的现实是，永久性的脑脊液分流常常出现分流管的堵塞失效甚至颅内的感染，从而增加患者的死亡率。因此，脑室内出血的治疗一直致力于避免后期行永久性分流手术，主要方法包括脑室外引流，其可以引流脑脊液和脑室内血液。

近几年，纤溶酶原激活物在脑室内出血中的应用表明其能够促进脑室内血肿的消除，从而减少梗阻性脑积水和脑室周围低灌注现象的发生。今年在 *Lancet* 发表的一项大型随机对照双盲研究（CLEAR Ⅲ）显示，虽然 rt-PA 不能明显促进患者神经功能的恢复，但是可以降低其死亡率。另外，脑室内注射纤维蛋白溶解药物（intraventricular fibrinolysis，IVF）可能通过减少吸收脑脊液的蛛网膜颗粒的炎症反应，从而降低永久性分流手术的必要性。

腰池引流可以帮助恢复生理性的脑脊液循环，减少交通性脑积水的发生，从而降低永久性分流手术的概率。近些年来，一些观察性病例研究表明，联合应用纤溶酶原激活物脑室内注射和腰池引流可以减少部分永久性分流手术。

Staykov 等的前瞻性研究纳入了 32 例自发性基底节区脑出血合并脑室严重积血的患者，治疗策略为先行脑室外引流并通过引流管向脑室内注射 rt-PA（每 12 小时 4 mg），等到第三、第四脑室的血液被清除后，尝试夹闭引流管，如果不成功，则定义为产生了交通性脑积水，并行腰池引流；如果颅压不增高或者 CT 上脑室无扩大，则拔除脑室外引流管；如果腰池引流 10 天以上不成功，则视为要行脑室腹腔分流术。研究结果显示，脑室内注射 rt-PA 能够快速清除第三、第四脑室内的积血（73±50）h，有 28 例患者被判定发生了交通性脑积水，早期腰池引流可以代替脑室外引流管，脑室外引流的平均时间为（105±59）h，再次脑室外引流没有必要，只有 1 例患者行了脑室腹腔分流术。到发病 180 天时，62.5% 的患者获得良好预后，mRS 评分为 0～3，5 例患者死亡。当然该研究的缺陷是样本量太小，并且没有对照设计。

基于该项研究结果，Staykov 设计了一项单中心、随机、对照研究，用来探讨脑室内注射 rt-PA 联合腰池引流治疗合并脑室严重积血的脑出血患者的安全性和有效性，并研究其减少永久性分流手术的可能性。最终入组患者 30 例，随机分为两组，单纯脑室外引流组和加用腰池引流组。研究初步终点为是否需要行永久性分流术（脑室外引流管三次夹闭失败或需要引流 14 天以上）；第二终点为 IVF 和腰池引流的安全性考量，如出血、感染以及研究第 90 天和 180 天的神经功能评价。结果显示，对照组 7/16（43.8%）需要行脑室腹腔分流术，而试验组 14 例患者无 1 例需行分流术（*OR* 0.062；95% *CI* 0.011 ～ 0.361），行分流手术的中位时间是入院后 31 天。出血发生率，试验组 14.3%（2/14）*vs* 对照组 31.3%（5/16），*P*=0.4；感染发生率，试验组 21.4%（3 /14）*vs* 对照组 12.5%（2/16），*P*=0.6；90 天和 180 天的死亡率两组间也没有统计学差异（*P*=0.4 和 *P*=0.7）。该研究还将既往的研究整合到当前数据进行了 Meta 分析，经过各项研究因素校正后，对照组 42 例，试验组 45 例，发现永久性分流必要性试验组 2.2%（1/45）*vs* 对照组 26.2%（11/42）（*OR* 0.062；95% *CI* 0.011 ～ 0.361，*P* =0.002）。Meta 分析同样显示试验组并没有增加感染和出血的概率，反而显著降低了出血并发症的发生（*P* < 0.001）。该研究还进一步分析比较了行分流术和未行分流术患者的功能预后，mRS 评分达 4 ～ 5 的病例比例：试验组 48.6%（35/72）*vs* 对照组 81.8%（9/11），*P* =0.04，具有显著统计学差异。

综上所述，IVF 联合腰池引流是可行并且安全有效的，能够显著降低永久性分流的必要性。但是，我们应该看到，上述研究是单中心且并非盲法设计，医护人员了解患者分组。另外，该研究的样本量也偏小。这些均影响到该研究的推广应用，未来仍需要多中心、随机、三盲、对照研究来验证研究的准确性。

## 26. 逆转口服抗凝药相关出凝血障碍的药物治疗

口服抗凝剂（oral anticoagulant therapy，OAT）是心房颤动（房颤）患者预防脑卒中的基础治疗药物。随着人口的老龄化，口服 OAT 的患者数量不断增加，目前 OAT 相关脑出血的病死率高达 67%。据统计，OAT 相关脑出血占脑出血的 10% ～ 12%。在维生素 K 拮抗剂相关性脑出血中，36% ～ 54% 患者会出现血肿扩大，通常发生在出血后几个小时之内，它是导致患者死亡的主要原因。华法林是典型的维生素 K 拮抗剂，主要阻断维生素 K 依赖的肝脏产生的凝血因子Ⅱ、凝血因子Ⅶ、凝血因子Ⅸ和凝血因子Ⅹ，产生抗凝作用。尽管新型抗凝药物发展迅速，如凝血酶原抑制剂达比加群，Xa 因子抑制剂利伐沙班、阿哌沙班、依度沙班等已用于抗凝治疗且发生脑卒中、颅内出血及死亡风险均比使用华法林者有所降低。但是，华法林目前仍是用于抗凝的主要药物，目前用于逆转华法林抗凝作用的药物主要有维生素 K、新鲜冰冻血浆（fresh frozen plasma，FFP）、凝血酶原复合物（prothrombin complex concentrate，PCC）、重组凝血因子Ⅶa（rF Ⅶ a）等。

澳大利亚血栓与止血学会（Australian Society of Thrombosis and Hemostasis，ASTH）建议维生素 $K_1$ 的剂量：静脉注射为 5 ～ 10 mg，PCC 为 25 ～ 50 U/kg，FFP 为 150 ～ 300 mL。其他如英国血液学标准委员会、欧洲卒中促进会、美国心脏病协会和

美国卒中协会的指南大都推荐维生素 K、PCC、FFP 和 rF Ⅶ a 的各种组合应用。就起效时间来讲，维生素 K 逆转时间需要 6 ～ 24 小时，FFP 12 ～ 32 小时内有效，PCC 和 rF Ⅶ a 15 分钟就可见效。优缺点方面，维生素 K 可能的不良反应为过敏反应；血浆的缺点是解冻和准备需要时间较长，超容量负荷大，有发生病毒传播、过敏反应和败血症的风险；PCC 可快速逆转 INR 值，但是价格昂贵，有潜在的血栓风险，包含的辅助因子含量可能不稳定；rF Ⅶ a 则半衰期短，价格昂贵，有潜在的血栓风险，且有不确定的安全性。

最近几年，连续几项随机对照研究对比了 PCC 和 FFP 逆转维生素 K 拮抗剂的效果，就逆转 INR 值以及止血的有效性看，PCC 优于 FFP。2016 年德国的 Steiner 等教授领导的 INCH 研究 [Fresh frozen plasma versus prothrombin complex concentrate in patients with intracranial haemorrhage related to vitamin K antagonists (INCH): a randomised trial] 结果发表在 *Lancet Neurology* 上。该研究是一项多中心、前瞻性、随机、开放、终点盲法研究。研究纳入了 54 例维生素 K 抑制剂相关脑出血患者，他们在发病后 12 小时内 INR 值 2.0 以上，被随机分入两组，在 CT 扫描后 1 小时内一组静脉输入 20 mL/kg 的 FFP，另一组静脉输入 4 因子 PCC (4f PCC)，初步终点事件为治疗后 3 小时内 INR 值达到 1.2 或更低。该研究最终纳入 FFP 组 26 例，PCC 组 28 例，其中 50 例接受了治疗（FFP 组 23 例、PCC 组 27 例）。结果显示 FFP 组 9%

（2/23）*vs* PCC 组 67%（18/27）获得了目标 INR 值（*OR* 30.6；95% *CI* 4.7 ～ 197.9，*P*=0.0003）。死亡率方面，FFP 组 35%（8/23）*vs* PCC 组 19%（5/27）。3 天内发生了 3 例栓塞性事件，12 天后发生了 6 例。26 例患者发生了 43 起严重不良反应（FFP 组 20 起，PCC 组 23 起），其中 6 起和 FFP 相关，2 起和 PCC 相关。该研究总体上证实维生素 K 抑制剂相关脑出血的逆转治疗 PCC 更安全有效。快速有效地逆转抗凝治疗能够防止血肿的扩大。

另外一项 Meta 分析显示，未行逆转治疗的死亡率及风险比（hazard ratio，HR）最大，分别为 61.7% 和 2.540，其次为 FFP 组（45.6%，1.344）和 PCC 组（37.3%，1.445），最后为 FFP 和 PCC 联合组（27.8%，1.547）。这里应该证实了快速、联合、高效地逆转抗凝治疗能够防止血肿的扩大。

综上所述，临床医师应该认真评估潜在益处和风险之后再决定是否要行逆转抗凝治疗，一般来讲大量出血导致器官功能障碍、需要输血和需要紧急手术、有显著性出血风险的操作时可考虑逆转抗凝治疗。

## 27. 血小板功能监测可能有助于判断抗血小板聚集药物的影响，但并不推荐抗血小板治疗相关性脑出血患者输注血小板

据统计，全球每年约有 200 万出血性卒中患者，其中自发性脑出血约占其中的 2/3，多数由脑部小血管病变引起。抗血小

板治疗可能会增加脑出血的发生率，有数据显示，在高收入国家中，有超过 1/4 的脑出血患者在发病之前正在服用抗血小板药物。而服用抗血小板药物可能增加脑出血患者的死亡率，正常脑出血患者的 1 个月内死亡率为 40%，而之前服用抗血小板药物的患者死亡风险提高了 27%（95% *CI* 10～47）。死亡率的增加可能和其引起的脑出血患者的血肿增大有关，后者被认为能够恶化患者的临床预后。有研究表明，脑出血后 24 小时内，超过 38% 的患者会出现血肿扩大 33% 以上，严重加重病情；而服用抗凝药物的患者入院时血肿明显比未服用药物者大，服用抗血小板药物者则有更高的概率出现血肿扩大。另一项调查发现，脑出血患者院内死亡率约为 23%，有口服抗凝药物的脑出血患者院内死亡率达到 28%，而服用抗血小板药物的患者院内死亡率高达 40%。然而，最近的 INTERACT 2 研究显示了不同结果，抗血小板及抗凝治疗并没有显著增加死亡及致残风险，这可能与该研究的急性期强化降压治疗有关。

我们知道抗血小板药物主要通过抑制血小板功能或血小板聚集 / 释放来发挥作用，那么，能否通过纠正血小板功能，改善患者凝血状态，从而减小血肿扩大的可能性，改善临床预后呢？2015 年，AHA/ASA 指南有建议对抗凝剂相关脑出血患者，可以应用凝血酶原复合物、维生素 K 或者新鲜冰冻血浆来快速改善凝血功能，校正凝血国际标准化比值（international normalized ratio，INR）。那么，对抗血小板治疗相关的脑出血患者而言，既然是血小板功能下降导致预后恶化，能否通过直接的血小板输注来更快、更有效地改善血小板功能，改善临床预后呢？近些年来，不少学者做了一些有益的探索。

2012 年，美国西北大学 Feinberg 医学院的 Naidech 等探讨了早期输注血小板对脑出血的疗效。该研究共纳入 45 例患者（其中 32 例纳入结局分析），其中 22 例在发病 12 小时之内给予血小板输注，10 例在发病 12 小时之后输注了血小板。结果显示血小板输注可增强血小板活性，发病 12 小时之内输注血小板的脑出血患者较 12 小时以后输注者血肿增大的概率更小，3 个月后的神经功能恢复更好（mRS ＜ 4）。一项回顾性分析显示，口服抗血小板药物的脑出血患者可以从血小板的输注中获得生存收益。进一步有 Meta 分析显示，原发性脑出血患者血小板输注治疗组院内死亡率低于未输注组（$OR$ 0.49，95% $CI$ 0.24 ～ 0.98），但是其他功能指标没有统计学差异。由于该 Meta 分析纳入的研究均为回顾性病例研究，没有随机对照研究，且纳入分析的研究其方法均有明显的局限性，因此研究结果尚有待商榷。

2016 年，荷兰 M Irem Baharoglu 等领导的一项多中心、开放、随机研究即 PATCH 研究 [platelet transfusion versus standard care after acute stroke due to spontaneous cerebral haemorrhage associated with antiplatelet therapy （PATCH）：a randomised, open-label, phase 3 trial] 在 *Lancet* 杂志上发表了最新结果。该研究纳入标准为出血前至少口服了抗血小板药物 7 天（环加氧酶

抑制剂如阿司匹林或卡巴匹林钙，氯吡格雷，双嘧达莫）的病例。该研究的初步终点事件为入组后 3 个月死亡，或者 mRS 为 4 ~ 5。所有患者随机分成两组，一组给予标准治疗（93 例），一组在标准治疗基础上给予血小板输注（97 例），最终每组各有 95 例患者，因为血小板输注组有 4 例患者最终因各种原因没有输注，统计纳入标准治疗组，而标准治疗组有 2 例患者最终给予了血小板输注而纳入了血小板输注组。该研究的初衷是希望输注血小板能够降低抗血小板治疗相关原发性脑出血患者的死亡率或生活依赖程度。但是结果不遂人愿，截然相反。血小板输注治疗组死亡率及 3 个月生活依赖程度均高于标准治疗组（$OR$ 2.05，95%$CI$ 1.18 ~ 3.56，$P$=0.0114）。并且，输注血小板的患者中住院期间有 40 例（42%）发生了严重不良反应，其中 23 例（24%）死亡；而标准治疗组发生严重不良反应及死亡的病例分别为 28 例（29%）及 16 例（17%）。该研究分析，血小板输注可能增加血栓性事件的概率，并且血小板有促炎效应，血小板输注也可能增加了血管渗透性。但是，该研究的缺陷也比较明显，首先是样本量偏小，因此产生了病例选择的偏倚；其次患者口服抗凝药物的依从性没有得到准确评估。

综上所述，目前针对有口服抗血小板药物的脑出血患者并不推荐输注血小板治疗。是否需要抗血小板治疗，今后还需要进一步大规模研究来进行验证。血小板功能检测能够评价抗血小板药物对血小板活性的影响，可以部分指导这些患者的临床治疗。

## *28.* 警惕脑出血患者血栓性疾病的发生

脑出血是一种高度致残、致死性疾病，据统计脑出血患者卒中发作时有近 20% 正在口服抗凝药物，30% 正在服用抗血小板药物。一方面，脑出血存活患者面临着再次出血的风险，有资料表明，再发脑出血的年发生率是 1.8% ～ 7.4%，其中脑叶出血高于深部脑出血；另一方面，脑出血患者又面临着缺血性疾病的威胁，主要包括下肢深静脉血栓形成（deep venous thrombosis，DVT）、肺栓塞（pulmonary embolism，PE）、心肌梗死、脑梗死及其他器官（如四肢）梗死。有研究显示，如果不采取预防措施，脑出血后肢体瘫痪的患者 53% 会发生 DVT，16% 面临 PE 威胁。即使采取预防措施，自发性脑出血患者静脉血栓栓塞（venous thrombo embolism，VTE）的发生率也有 1.93%。因此必须重视脑出血患者栓塞性疾病的治疗。

间歇气动加压装置能够对下肢静脉丛从远心端向近心端挤压，实现增加血流速度、减少血液淤滞和预防 DVT 的目的，可降低 DVT 的发生率。梯度压力弹力袜的应用目前存在争议，且有导致皮肤损伤的风险。

目前争议较大的还是脑出血后栓塞性疾病的药物性预防，不同国家在临床实践中进行抗栓治疗的比例从 11% 到 45% 不等。目前使用抗凝药面临的主要问题是如何在预防栓塞的基础上不增高再出血风险。当前较常用的用于抗凝的药物主要是低分子肝素钠，初步认为其是安全和有效的，不会增加脑出血的风险，血栓性疾病发生率可降低45%。尽管有关低分子肝素的研究较多，但其使用时机、剂量、疗程尚没有统一答案，仍需大规模临床试验验证。

为了评估脑出血后抗栓药物应用的安全性和有效性，2017年一项大型综合分析显示，到目前为止，只有两项研究符合RCTs标准，总共纳入121例患者，都是脑出血后早期短暂的肠外应用抗凝药，一项研究使用肝素，另外一项则是依诺肝素钠。结果显示，死亡率、血肿扩大概率、深静脉血栓形成以及主要的缺血性事件发生率都没有显著差异。总的来讲，该证据的质量不高，主要因为纳入研究的样本量小，执行过程和报告方式不具体，也没有更多地检测使用抗凝药和不使用抗凝药两组之间的差异。另外，这项分析还因为试验设计的关系，排除了7项类似的相关性研究。

目前尚有几项随机对照研究正在进行中，如APACHE-AF研究，该研究主要探讨阿哌沙班对比抗血小板药物或者不使用药物对合并心房纤颤的抗凝药相关脑出血患者的影响。该研究入组患者随机分成6组：卡巴匹林钙组、阿哌沙班组、阿司匹林组、氯吡格雷组、双嘧达莫组、未服药组。该研究的初步终点事件为血管性死亡或非致死性的卒中发生，研究结果值得期待。另一研究为RESTART研究，主要探讨在原发性或继发性脑出血前已经服用抗栓药物的患者重启或停止抗栓治疗的作用，患者随机分入两组——重启服药组和停止服药组，初步终点事件为再发症状性脑出血。另一项值得期待的研究是 STATICH 研究，该研究是一项多中心、随机、平行、开放、盲终点研究。2017 年开始，主要针对原发性自发性脑出血，干预组应用抗栓药物，对照组则避免使用，主要终点事件为再发症状性脑出血。

对于口服抗凝药相关的脑出血患者，决定是否恢复抗凝以及何时恢复抗凝是颇具挑战性的，目前仍没有充足的证据可供参考。一项回顾性分析发现，在停用华法林 30 天后，心脏机械瓣膜置换患者缺血性脑卒中的发生率为 2.9%，非瓣膜性房颤患者为 2.6%，有 TIA 或卒中病史的患者为 4.8%。有关心脏瓣膜置换患者的综合研究分析表明，治疗剂量的肝素可以在出血后 3 天安全启用，7 天内可以切换到口服抗凝药，一般不会导致大出血。对于非瓣膜性房颤患者，多项研究建议在脑出血后 30 天可以重启口服抗凝治疗。2015 年美国自发性颅内出血指南建议 4 周内避免使用口服抗凝药物。

总之，目前针对脑出血后血栓性疾病的药物预防尚无定论，对合并有瓣膜置换术、心房纤颤、冠心病、动脉粥样硬化的患者倾向于重启使用抗栓药物，而对于有新发栓塞风险（瘫痪、新发房颤、DVT、PE）的患者则倾向于开启抗栓治疗。低分子肝素可以在住院期间短期、低剂量预防使用，而口服抗栓药物则可以针对有心房纤颤或既往有血栓性疾病的患者长期预防使用。新型抗凝药物如凝血酶原抑制剂达比加群，Xa 因子抑制剂利伐沙班、阿哌沙班、依度沙班等与传统维生素 K 拮抗剂华法林相比更安全、更有效，具有较低的颅内出血发生率及更低的栓塞性事件发生率，同时也降低了全因死亡率，虽然胃肠道的出血风险似乎有所增加。

## 29. 脑出血破入脑室的临床分析

在陆军军医大学第一附属医院（重庆西南医院）所进行的回顾性病例分析，入组破入脑室组患者 455 例，占全部入组患者的 33.9%。本研究结果显示，破入脑室组患者的预后较差，其住院期间病死率、mRS 评分均明显高于未破入脑室组（均 $P < 0.001$）；在单因素 Logistic 回归分析中，破入脑室是自发性脑出血患者预后不良的危险因素，二者一致；也与许多流行病学研究结果相一致。有观点认为，脑出血破入脑室后可以减轻血肿对脑实质的压迫，可能会减轻颅内压力，从而改善患者病情进展。这与本研究的结果不符，目前也未见到脑出血破入脑室后脑实质压力明显缓解的研究报道。有研究证实，脑出血破入脑室后会有更大概率导致一些并发症，如肺部感染、消化道出血和急性脑积水。因为血液本身对脑室系统上皮细胞刺激产生的炎症反应冲击下丘脑，导致患者意识状况变差、脑灌注压力不足等；以及脑室积血行脑室引流术后导致的颅内感染发生率增高。这些因素都表示出血破入脑室不但不能改善预后，反而会导致患者的预后变差；与本研究破入脑室组的脑室引流率及脑积水、肺部感染等并发症发生率明显更高的结果一致。而在多因素 Logistic 回归分析的预后不良危

险因素中，出血破入脑室不在其中；这可能与多因素分析时纳入因素较多，导致相关因素间相互干扰所致，可以通过改进统计处理方法来进一步验证。

在本研究的单因素和多因素 Logistic 回归分析中，幕下脑出血均是患者预后的保护因素，这与相关研究报道的结果并不一致。出血部位是影响预后的一个重要危险因素，本研究的亚组分析结果也证实了这一点。一般认为幕下部位因其空间更小，少量出血即易引起幕下压力明显增高，进而导致脑疝，以及阻塞四脑室，压迫脑干等重要部位神经组织功能，所以其较幕上部位出血更易导致预后不良。同样的研究结果也证实，幕下出血中脑干出血的预后远远差于小脑出血，本研究幕下出血患者 65 例（48%），含脑干出血 14 例（1.0%）、小脑出血 51 例（3.8%）。其中，小脑出血患者由于本中心的抢救意识和手术治疗较积极，所以该部分患者的预后较好；加之小脑出血对神经功能的影响不如幕上出血那么明显，所以幕下小脑出血患者如果手术及时、治疗规范，反而预后往往较好。当然本研究幕下出血患者的样本量明显较幕上出血患者少，这也可能是得出与文献报道不一致结果的原因之一。所以进行更大的样本量、更精细的部位划分的研究可能会得出更加可靠的结果。

本研究对破入脑室组和未破入脑室组患者的预后，分别进行多因素 Logistic 回归分析发现，二者之间有较大的差异。其中，病程＞ 24 h 均为二者预后的保护因素，这与更加危重的患者往

往早期死亡或在下级医院得到初步救治有关；入院 GCS 评分为
8 分、肺部感染为二者预后不良的危险因素，也与当前研究结论
一致。脑出血血肿形态不规则、密度异质性大是血肿早期扩张的
强烈信号，因为大的血肿形状更加不规则，密度更不均匀，更可
能扩张；血肿密度异质性能独立地预测血肿增大，而血肿形态不
规则并不能预测。早期血肿扩张还与早期神经功能恶化有关，是
脑出血预后的独立预测因素。脑出血血肿形态不规则与患者预后
不良相关，而血肿密度异质性与预后不良没有明确的相关性；但
同时该研究也提出，相较血肿形态的不规则性，血肿密度异质性
的分级评判更加主观。结合本研究的结果来看，关于血肿形态、
密度对脑出血预后的影响还有待进一步的研究来明确。同时，尚
未发现有关脑出血破入脑室和未破入脑室之间血肿形态不规则和
密度异质性比较的研究报道，需要更多的临床和实验研究进行
探讨。

综上所述，自发性脑出血破入脑室患者的预后差于未破入
脑室者，破入脑室是影响自发性脑出血患者预后的独立危险因
素；破入脑室组与未破入脑室组患者比较，出血部位不同，预后
也明显不同。在破入脑室组与未破入脑室组预后不良的多因素
Logistic 回归分析中，病程＞ 24 h 为两组患者预后的保护因素，
而入院 GCS 评分为 8 分、肺部感染、血肿形态不规则为其危险
因素。除此之外，两组各自还有不同于对方的预后影响因素。但
该结果的可靠性及意义还需要更广泛、更细致的研究来证实。

## 30. 脑出血破入脑室后继发性脑积水的形成机制

据临床研究数据显示，约40%的成人自发性脑出血（intracerebral hemorrhage，ICH）患者会合并脑室出血（intraventricular hemorrhage，IVH），这部分患者罹患脑积水的概率高达51%～89%。新近临床研究已经证实，IVH和脑积水是导致脑出血患者高死亡率和预后不良的独立危险因素。当脑实质中的血液进入脑室，大量的脑室积血引起的占位效应会导致脑室循环通道阻塞，造成脑脊液在脑室系统中的过度蓄积，最终引起急性脑积水的出现。有研究显示，发生在三脑室或四脑室的脑出血合并脑室出血患者中，约半数会发展成为梗阻性脑积水并导致神经系统正常功能受损、进一步恶化和预后不良，进而危及脑出血患者生命。

到目前为止，出血性脑积水的发生机制尚不明确。传统观点认为，血凝块对脑室通道造成的压迫或阻塞可能是导致急性脑室扩张的重要因素，而炎症介导的蛛网膜下腔脑脊液回流通道的闭塞，如蛛网膜下腔颗粒纤维化、蛛网膜绒毛纤维化，可能是引起迟发性脑积水的关键环节，但仍然缺乏有力的实验证据支持。越来越多的研究证据对上述观点陆续提出了挑战，并先后观察到脑室血液代谢产物，如血红蛋白、铁、凝血酶和脑内转化生长因子（transforming growth factor-β1，TGF-β1）等同样参与了出血性脑积水的发生和发展（图18）。

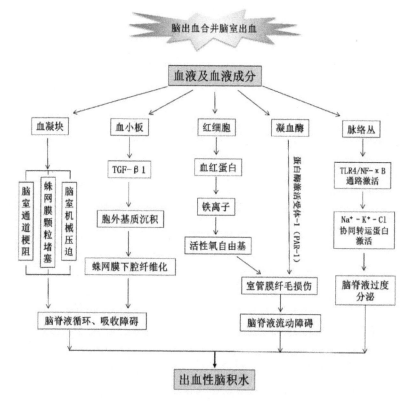

**图 18　脑出血破入脑室后继发性脑积水病理机制示意**

红细胞进入脑室或蛛网膜下腔后会逐渐开始破裂，继而释放出大量的血红蛋白，在血红素加氧酶 -1（heme oxygenase-1，HO-1）的作用下血红素被分解为铁、一氧化碳和胆绿素。一项临床研究发现，出血性脑积水（post-hemorrhagichydrocephalus，PHH）的新生儿脑脊液（cerebrospinal fluid，CSF）中游离铁水平要显著高于正常新生儿。因此，为了探寻血液成分在 PHH 发生中的作用，Strahle 等将血红蛋白、铁和原卟啉（不含铁的血红素前体）分别注入新生大鼠侧脑室内，24 h 后 MRI 检查发现血红蛋白组和铁处理组大鼠均出现了明显的脑室扩张，而原卟啉组却没有脑室扩张形成。进一步研究观察到，去铁敏（铁螯合剂）治疗有效地减轻了血红蛋白诱导的新生大鼠脑室扩张，该研究结果提示：血红蛋白及其分解产生的铁参与了新生儿 PHH 的发展。该研究结论在成年 IVH 模型中也得到了印证。Gao 等分别将完整红细胞、裂解红细胞注入成年 SD 大鼠侧脑室，24 h MRI 发现裂解组出现了明显的脑室扩张，HO-1 及铁蛋白高表达，而完整组大鼠未观察到明显变化。紧接着，他们将裂解的红细胞与去铁敏混合注入大鼠侧脑室后发现，大鼠侧脑室扩张程度、脑室壁损伤程度均显著减轻。上述研究提示：血红蛋白分解产生的铁参与了出血性脑积水的进展。

凝血酶是一种丝氨酸蛋白酶，也是血液凝血级联反应中的主要效应蛋白酶，ICH 发生后很快就开始产生。既往研究报道，凝血酶不仅能够加速凝血，还能通过结合蛋白酶激活受体 -1（protease-activated receptor-1，PAR-1）发挥 ICH 后的神经损伤作用。课题组成员与密歇根大学神经外科实验室新近合作研究结果提示，凝血酶在出血性脑积水形成过程中可能也发挥了关键性的作用。该研究采用的是成年大鼠侧脑室凝血酶注射模型，24h MRI 检测发现大鼠双侧侧脑室明显扩张，伴随脑室壁室管膜细胞表面纤毛的严重脱落和损伤。将 PAR-1 拮抗剂与凝血酶共同注入侧脑室后发现，大鼠侧脑室体积明显减小，提示 PAR-1 可能介导了凝血酶诱导的脑积水形成。此外，有研究人员将 CSF 与凝血酶混合注入大鼠枕大池。实验结果显示，术后第 10 天凝血酶注射组 TGF-β1 的表达和蛛网膜下腔的纤维化程度均重于对照组，而 TGF-β1 抑制剂的使用有效地逆转了上述效应，提示 TGF-β1 可能介导了凝血酶诱导的 SAH 后蛛网膜下腔纤维化，但缺少直观的证据说明凝血酶是否同样参与了 SAH 后脑积水的形成。因此，需要更多的动物模型研究进一步阐明凝血酶与 PHH 形成的关系及可能的干预途径，为临床 PHH 的防治探寻出新的治疗靶点。

TGF-β1 隶属于 TGF-β 超家族，具有调节细胞生长和分化的功能。既往研究发现当发生脑内出血后，血液中的血小板会分泌产生大量的 TGF-β1，而 TGF-β1 会激活下游信号通路增加胞外基质蛋白的合成，严重时可能引起蛛网膜下腔纤维化，导致 CSF 回流途径受阻最终诱发脑积水。有临床研究指出，成人 SAH 后脑积水患者及新生儿 IVH 后脑积水患者的 CSF 中 TGF-β1 水平明显升高。此外，动物研究结果显示鞘内注射 TGF-β1 成功地诱导了小鼠脑室的显著扩张。上述研究结果充分表明，TGF-β1 升高与 PHH 的进展有密切相关性。

此外，既往研究忽略了脑脊液过度分泌对脑积水形成的影响。2011 年，Simard 等在大鼠脑室出血模型研究中发现脑室内脉络丛和室管膜 NF-κB 活化，提示炎症导致的室管膜和脉络丛通透性改变也可能参与了脑积水的发生。后续研究也观察到，在人和动物脑室内注射血液的代谢产物，如裂解红细胞、铁、凝血酶等，同样会引起脉络丛上皮的炎症反应和脑积水。近期，美国耶鲁医学院和马里兰大学医学院联合阐释了脑室出血后脉络丛上皮过度分泌脑脊液的炎症机制。该研究发现，在大鼠脑室注血模型中，导致脑脊液过度分泌的分子机制为 Toll 样受体 -4（TLR4）激活 STE20 相关脯氨酸丙氨酸丰富的蛋白激酶（SPAK），后者与脉络丛上皮顶端膜上的 $Na^+$–$K^+$–$Cl$ 协同转运蛋白（NKCC1）结合并使其磷酸化，最终激活 NKCC1，引起脑脊液过度分泌。*TLR4* 基因或 *SPAK* 基因敲除均可恢复大鼠脑脊液的正常分泌，并且能够显著缓解脑积水症状；同样，通过药物阻断 TLR4-NF-κB 信号通路或 SPAK-NKCC1 共转运复合体也能达到同样疗效。该研究揭开了出血后脑积水脑脊液过度分泌的分子机制，提示了 TLR4-NF-κB 依赖的炎症通路或 SPAK-NKCC1 复合体可能成为脑积水防治的新靶点。

IVH 通常分为两类：一种是继发性 IVH，指的是 ICH、蛛网膜下腔出血及创伤性脑损伤后血液经脑实质破入脑室形成的脑室系统积血，以 ICH 最为常见（＞ 90%）；另一种是原发性 IVH，指的是脉络丛血管和室管膜下 1.5 cm 区域内出血引起的脑室积血，仅占到所有 IVH 的 3%。迄今为止，临床和基础实验关于脑出血破入脑室合并脑室出血的研究非常稀少，我们通过整理和分析为数不多的临床报道发现：与原发性 IVH 相比，继发于 ICH 的 IVH 患者更容易出现远期分流依赖的脑积水，且死亡率更高。然而，目前国际上通用的 IVH 动物实验模型均为原发性 IVH，不能很好地模拟临床 IVH 的病理、生理特点，与临床实际情况不符。基于此，课题组在国际上首次建立了继发性 IVH（脑出血破入脑室）大鼠模型（图 19），并研究了该模型出血后脑积水的发生、发展及血肿周围组织损伤的情况。实验结果显示，该模型既形成了稳定的脑内血肿，又出现了明显的脑积水，更好地模拟了脑出血患者的临床真实情况。与目前国际上常用的原发性

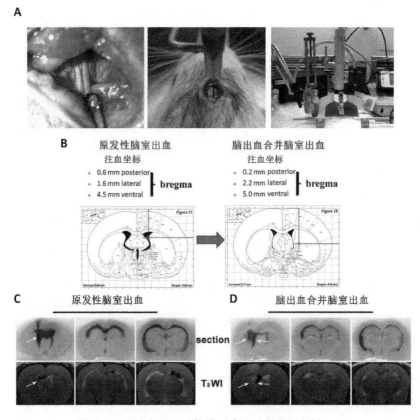

图 19　IVH 脑室出血动物模型建立（彩图见彩插 7）

IVH 大鼠模型相比，我们新建立的继发性 IVH 动物表现出了更严重的脑铁沉积和慢性脑积水，恰好印证了前述的临床现象。提示，继发性 IVH 大鼠模型可能成为临床出血后慢性脑积水研究的理想模型，尤其适用于脑出血合并脑室出血。

与目前国际上常用的原发性 IVH 大鼠模型相比，我们新建立的继发性 IVH 模型既形成了稳定的脑内血肿，又出现了明显的脑积水，更好地模拟了脑出血患者的临床病理特点。

## 参考文献

1. FRONTERA J A, LEWIN J J 3rd, RABINSTEIN A A, et al. Guideline for reversal of antithrombotics in intracranial hemorrhage: a statement for healthcare professionals from the neurocritical care society and society of critical care medicine. Neurocrit Care, 2016, 24 (1): 6-46.

2. MAJIDI S, SUAREZ J I, QURESHI A I. Management of acute hypertensive response in intracerebral hemorrhage patients after ATACH-2 trial. Neurocrit Care, 2017, 27 (2): 249-258.

3. ANDERSON C S, HEELEY E, HUANG Y, et al. Rapid blood-pressure lowering in patients with acute intracerebral hemorrhage. N Engl J Med, 2013, 368 (25): 2355-2365.

4. QURESHI A I, PALESCH Y Y, BARSAN W G, et al. Intensive blood-pressure lowering in patients with acute cerebral hemorrhage. N Engl J Med, 2016, 375 (11): 1033-1043.

中国医学临床百家

5. QURESHI A I，PALESCH Y Y，FOSTER L D，et al. Blood pressure-attained analysis of ATACH 2 trial. Stroke，2018，49（6）：1412-1418.

6. KOBAYASHI J，KOGA M，TANAKA E，et al. Continuous antihypertensive therapy throughout the initial 24 hours of intracerebral hemorrhage：the stroke acute management with urgent risk-factor assessment and improvement-intracerebral hemorrhage study. Stroke，2014，45（3）：868-870.

7. WAGNER I，HAUER E M，STAYKOV D，et al.Effects of continuous hypertonic saline infusion on perihemorrhagic edema evolution. Stroke，2011，42（6）：1540-1545.

8. KAMEL H，NAVI B B，NAKAGAWA K，et al.Hypertonic saline versus mannitol for the treatment of elevated intracranial pressure：a meta-analysis of randomized clinical trials. Crit Care Med，2011，39（3）：554-559.

9. 韩雪馨，任佳彬，李泽福，等 . 对比 7.5% 高渗氯化钠溶液和 20% 甘露醇溶液降低颅内压效果的 meta 分析 . 中华全科医学，2017，15（10）：1786-1790.

10. RIHA H M，ERDMAN M J，VANDIGO J E，et al.Impact of moderate hyperchloremia on clinical outcomes in intracerebral hemorrhage patients treated with continuous infusion hypertonic saline：a pilot study. Crit Care Med，2017，45（9）：e947-e953.

11. WANG X，ARIMA H，YANG J，et al.Mannitol and outcome in intracerebral hemorrhage：propensity score and multivariable intensive blood pressure reduction in acute cerebral hemorrhage trial 2 results. Stroke，2015，46（10）：2762-2767.

12. JIN C，LI G，REXRODE K M，et al. Prospective study of fasting blood

glucose and intracerebral hemorrhagic risk. Stroke，2018，49（1）：27-33.

13. ZHENG J，YU Z，MA L，et al.Association between blood glucose and functional outcome in intracerebral hemorrhage：a systematic review and meta-analysis. World Neurosurg，2018，114：e756-e765.

14. WU Y C，DING Z，WU J，et al.Increased glycemic variability associated with a poor 30-day functional outcome in acute intracerebral hemorrhage. J Neurosurg，2018，129（4）：861-869.

15. LIM-HING K，RINCON F.Secondary hematoma expansion and perihemorrhagic edema after intracerebral hemorrhage：from bench work to practical aspects. Front Neurol，2017，8：74.

16. ROSENTHAL J，LORD A，ISHIDA K，et al.Highest in-hospital glucose measurements are associated with neurological outcomes after intracerebral hemorrhage. J Stroke Cerebrovasc Dis，2018，27（10）：2662-2668.

17. KONGWAD L I，HEGDE A，MENON G，et al. Influence of admission blood glucose in predicting outcome in patients with spontaneous intracerebral hematoma. Front Neurol，2018，9：725.

18. SAXENA A，ANDERSON C S，WANG X，et al. Prognostic significance of hyperglycemia in acute intracerebral hemorrhage：the INTERACT 2 study. Stroke，2016，47（3）：682-688.

19. AZMOON S，DEMAREST C，PUCILLO A L，et al.Neurologic and cardiac benefits of therapeutic hypothermia. Cardiol Rev，2011，19（3）：108-114.

20. LIU T，ZHAO D X，CUI H，et al.Therapeutic hypothermia attenuates tissue

damage and cytokine expression after traumatic brain injury by inhibiting necroptosis in the rat. Sci Rep, 2016, 6: 24547.

21. SADAKA F, VEREMAKIS C. Therapeutic hypothermia for the management of intracranial hypertension in severe traumatic brain injury: a systematic review. Brain Inj, 2012, 26 (7/8): 899-908.

22. HEMPHILL J C, GREENBERG S M, ANDERSON C S, et al. Guidelines for the management of spontaneous intracerebral hemorrhage: a guideline for healthcare professionals from the American Heart Association/American Stroke Association. Stroke, 2015, 46 (11): 2032-2060.

23. ZIAI W C, TUHRIM S, LANE K, et al. A multicenter, randomized, double-blinded, placebo-controlled phase III study of clot lysis evaluation of accelerated resolution of intraventricular hemorrhage (CLEAR III). International Journal of Stroke, 2014, 9 (4): 536-542.

24. HANLEY D F, LANE K, MCBEE N, et al. Thrombolytic removal of intraventricular haemorrhage in treatment of severe stroke: results of the randomised, multicentre, multiregion, placebo-controlled CLEAR III trial. Lancet, 2017, 389 (10069): 603.

25. WEBB A J, ULLMAN N L, MANN S, et al. Resolution of intraventricular hemorrhage varies by ventricular region and dose of intraventricular thrombolytic: the clot lysis: evaluating accelerated resolution of IVH (CLEAR IVH) program. Stroke, 2012, 43 (6): 1666-1668.

26. HANLEY D F, THOMPSON R E, MUSCHELLI J, et al.Safety

and efficacy of minimally invasive surgery plus alteplase in intracerebral haemorrhageevacuation (MISTIE)：a randomised, controlled, open-label, phase 2 trial.Lancet Neurol，2016，15（12）：1228-1237.

27. MURTHY S B，AWAD I，HARNOF S，et al.Permanent CSF shunting after intraventricular hemorrhage in the CLEAR Ⅲ trial. Neurology，2017，89（4）：355-362.

28. STAYKOV D，KURAMATSU J B，BARDUTZKY J，et al. Efficacy and safety of combined intraventricular fibrinolysis with lumbar drainage for prevention of permanent shunt dependency after intracerebral hemorrhage with severe ventricularinvolvement：a randomized trial and individual patient data meta-analysis. Ann Neurol，2017，81（1）：93-103.

29. STAYKOV D，SCHWAB S. Clearing bloody cerebrospinal fluid：clot lysis, neuroendoscopy and lumbar drainage. Curr Opin Crit Care，2013，19（2）：92-100.

30. STAYKOV D，BARDUTZKY J，HUTTNER H B，et al. Intraventricular fibrinolysis for intracerebral hemorrhage with severe ventricular involvement. Neurocrit Care，2011，15（1）：194-209.

31. GOLDSTEIN J N，REFAAI M A，MILLINGJ R T J，et al. Four-factor prothrombin complex concentrate versus plasma for rapid vitamin K antagonist reversal in patients needing urgent surgical or invasive interventions：a phase 3b，open-label, non-inferiority，randomised trial. Lancet，2015，385（9982）：2077-2087.

32. STEINER T，POLI S，GRIEBE M，et al. Fresh frozen plasma versus prothrombin complex concentrate in patients with intracranial haemorrhage related to

vitamin K antagonists （INCH）： a randomised trial.Lancet Neurol, 2016, 15 (6)：566-573.

33. PARRY-JONES A R, DI NAPOLI M, GOLDSTEIN J N, et al. Reversal strategies for vitamin K antagonists in acute intracerebral hemorrhage.Ann Neurol, 2015, 78 (1)：54-62.

34. LEONG L B, DAVID T K. Is platelet transfusion effective in patients taking antiplatelet agents who suffer an intracranial hemorrhage？ J Emerg Med, 2015, 49 (4)：561-572.

35. NAIDECH A M, LIEBLING S M, ROSENBERG N F, et al. Early platelet transfusion improves platelet activity and may improve outcomes after intracerebral hemorrhage. Neurocrit Care, 2012, 16 (1)：82-87.

36. BAHAROGLU M I, CORDONNIER C, SALMAN R, et al. Platelet transfusion versus standard care after acute stroke due to spontaneous cerebral haemorrhage associated with antiplatelet therapy （PATCH）： a randomised, open-label, phase 3 trial. Lancet, 2016, 387 (10038)：2605-2613.

37. SUZUKI Y, KITAHARA T, SOMA K, et al. Impact of platelet transfusion on survival of patients with intracerebral hemorrhage after administration of anti-platelet agents at a tertiary emergency center. PLoS One, 2014, 9 (5)：e97328.

38. PERRY L A, BERGE E, BOWDITCH J, et al. Antithrombotic treatment after stroke due to intracerebral haemorrhage. Cochrane Database Syst Rev, 2017, 25 (5)：CD012144.

39. GIAKOUMETTIS D, ALEXIOU G A, VRACHATIS D A, et al.

中国医学临床百家

Antithrombotic treatment management in patients with intracerebral hemorrhage: reversal and restart.Curr Pharm Des, 2017, 23 (9): 1392-1405.

40. DA SILVA I R F, FRONTERA J A. Resumption of anticoagulation after intracranial hemorrhage.Curr Treat Options Neurol, 2017, 19 (11): 39.

41. BIFFI A, KURAMATSU J B, LEASURE A, et al.Oral anticoagulation and functional outcome after intracerebral hemorrhage. Ann Neurol, 2017, 82 (5): 755-765.

42. STRAHLE J M, GARTON T, BAZZI A A, et al. Role of hemoglobin and iron in hydrocephalus after neonatal intraventricular hemorrhage.Neurosurgery,2014,75(6): 696-706.

43. GAO C, DU H, HUA Y, et al. Role of red blood cell lysis and iron in hydrocephalus after intraventricular hemorrhage. Journal of cerebral blood flow and metabolism, 2014, 34 (6): 1070-1075.

44. LI L, TAO Y, TANG J, et al. A Cannabinoid receptor 2 agonist prevents thrombin-induced blood-brain barrier damage via the inhibition of microglial activation and matrix metalloproteinase expression in rats. Translational stroke research, 2015, 6 (6): 467-477.

45. GAO F, LIU F, CHEN Z, et al. Hydrocephalus after intraventricular hemorrhage: the role of thrombin. Journal of cerebral blood flow and metabolism, 2014, 34 (3): 489-494.

46. KARIMY J K, ZHANG J, KURLAND D B, et al. Inflammation-dependent cerebrospinal fluid hypersecretion by the choroid plexus epithelium in posthemorrhagic

hydrocephalus. Nature medicine，2017，23（8）：997-1003.

47. ZHENG H，CHEN C，ZHANG J，et al. Mechanism and therapy of brain edema after intracerebral hemorrhage. Cerebrovasc Dis，2016，42：155-169.

48. TAN Q，LI Y，GUO P，et al. Tolvaptan attenuated brain edema in experimental intracerebral hemorrhage. Brain research，2019，1715：41-46.

（陈渝杰　胡胜利　陈前伟　陈　志　谭　强）

# 微创精准神经外科技术的进展

***31.*** 大骨瓣减压加血肿清除术是目前我国各级医院最常用的手术途径，脑室外引流可作为预防脑积水或脑室铸型的重要手段

（1）大骨瓣减压加血肿清除术作为目前我国最常用的手术方法，可以挽救脑出血患者的生命

大骨瓣减压（decompressive craniectomy，DC）可作为重型颅脑外伤、动脉瘤所致的蛛网膜下腔出血的危重患者，大面积脑梗死患者降低颅内压的有效方法，同时也可以改善脑组织的顺应性，增加氧供和血流量。但其用于脑出血的有效性尚未经过充分证实。根据 STICH Ⅰ 的研究结果推测：大骨瓣减压在某些高颅压和占位效应重的患者中可能改善其临床转归。一些小样本临床研究认为：昏迷（GCS 评分＜ 8 分）、中线移位明显、血肿体积大、颅内压进行性升高的患者经大骨瓣减压加血肿清除术后可以挽救患者的生命。2013 年 1 项 Meta 分析评估了大骨瓣减压治疗

的安全性和有效性。9 个临床研究，总共 226 例患者纳入分析，结果提示：对于某些特定的脑出血患者，大骨瓣减压加血肿清除术是安全的，而且能够挽救患者的生命。目前，大骨瓣减压加血肿清除术已成为我国各级医院最常用的手术途径，挽救了脑出血患者的生命。因此，《AHA/ASA 自发性脑出血管理指南（2015）》推荐意见：对于昏迷、大血肿伴显著中线移位或颅内高压内科治疗无效的幕上脑出血患者，可进行 DC 联合或不联合血肿清除术以降低病死率（Ⅱb 级推荐，C 级证据，新增推荐）。去骨瓣虽可减少脑出血患者的死亡率，但相关研究表明大骨瓣减压 1 年后抑郁的发生率高达 15%，这可能恶化脑出血患者的预后，而且其恶化与脑出血的初始病情严重程度无关。因此，仍需大样本前瞻性队列研究来评估其安全性和有效性。

（2）脑室外引流加纤溶治疗可用于预防脑积水或脑室铸型

脑出血后 30% ～ 50% 的患者伴发脑室出血，是预后不良的独立危险因素。出血破入脑室可能会阻碍正常的脑脊液循环，而且血凝块的占位效应将导致急性的梗阻性脑积水，影响患者的临床转归。如果第三、第四脑室堵塞将严重危及患者的生命。因此，清除脑室血肿、预防脑积水可能会改变患者的预后。脑室外引流理论上可以引流脑室血液和脑脊液，预防脑积水或脑室铸型。但由于血凝块堵管，难以保持引流管的通畅，导致脑室内血液引流缓慢，无法达到引流效果。最近，许多研究开始应用溶栓药作为脑室外引流的辅助手段，以加速血块溶解，促进血肿引流，从而降低死残率。《AHA/ASA 自发性脑出血管理指南(2015)》推荐意见：脑室出血患者脑室内注射 rt-PA 的并发症发生率相对较低，但这种方法的安全性及有效性尚不清楚（Ⅱb 级推荐，B 级证据，较上一版指南有修订）。《中国脑出血诊治指南（2014）》推荐意见：目前缺乏足够循证医学证据推荐治疗脑室出血的手术治疗方法。脑室外引流加 rt-PA 溶栓治疗的有效性尚待进一步研究（Ⅱb 级推荐，B 级证据）。

2017 年 1 月在 *Lancet* 上发表的 CLEAR Ⅲ（thrombolytic removal of intraventricular haemorrhage in treatment of severe stroke）是目前为止最大规模的脑室出血的 RCT 研究。该研究共纳入 500 例继发于自发性脑出血的脑室出血患者，脑实质的出血量均小于 30 mL，其中安慰剂组 251 例，rt-PA 溶栓治疗组 249 例。溶栓治疗组 48% 的患者预后良好，安慰剂治疗组 45% 的患者预后良好，两组之间比较差异无统计学意义（$P=0.420$）。180 天时，溶栓治疗组死亡率较低，46 例（18%）*vs* 安慰剂治疗组 73 例（29%）（*OR* 0.60，95% *CI* 0.41 ～ 0.86，$P = 0.006$），但植物生存状态的患者数量增加 [42 例（17%）*vs* 21 例（9%），$P = 0.007$]。脑室炎 [ 溶栓治疗组 17 例（7%）*vs* 安慰剂治疗组 31 例（12%），$P= 0.048$] 和严重不良事件 [ 溶栓治疗组 114 例（46%）*vs* 安慰剂治疗组 151 例（60%），$P = 0.002$] 的发生率降低。症状性颅内出血 [ 溶栓治疗组 6 例（2%）*vs* 安慰剂治疗组 5 例（2%），$P = 0.771$] 发生率相似。CLEAR Ⅲ仍未能证实脑室外引流加溶栓治疗对继发于自发性脑出血的脑室出血有效。

## 32. 锥颅穿刺置管引流术可用于脑疝患者急救，但再出血风险高

锥颅穿刺置管引流术能在短时间内及时缓解血肿对脑组织的压迫，降低颅内压，使受压而未被破坏的脑组织恢复功能，减轻继发的病理损伤，为手术创造时机，达到提高生存率的目的。该技术因以下优势在国内广泛开展：①可以在任何时间点清除颅内血肿，缓解颅内压，特别是对脑疝患者；②发生继发出血或再出血时，可通过植入的 ICP 探头早期发现颅内压增高，同时吸出血肿缓解颅内压；③根据 ICP 检测值确定甘露醇使用量，降低对肾功能的损伤；④创伤小；⑤要求简单，在床头即可完成；⑥无须昂贵高端的医疗器械，能够在基层一线中推广。过去 20 年开展的临床研究较多，在国内较多医院广泛开展，但因治疗效果不确定而在国外未开展。2004 年，四川大学华西医院刘鸣教授发表了锥颅穿刺血肿抽吸术治疗脑出血临床研究证据的系统评价，包括 8 个 RCT 研究、757 例患者，对照无随机研究 17 个、1766 例患者，无对照观察研究 20 个、1244 例患者纳入，所有研究均认为锥颅穿刺血肿治疗脑出血具有不同程度的疗效。但因 RCT 研究数量少、质量不高，其结果说服力不大，故尚不能对该疗法是否有效进行评价。对于血肿巨大和已出现脑疝的危重患者，在无常规开颅或微创设备的情况下，锥颅穿刺置管引流术可作为开颅

或微创手术术前的急救措施，为开颅或微创手术准备争取时间，提高患者的存活率。

锥颅穿刺置管引流术可用于脑疝患者的急救，但其再出血风险高，为4%～16%，也是患者病情恶化或死亡的原因之一。通过以下方案能减少脑疝患者术后的再出血概率：①术前检查明确颅内血管走行，避免穿刺损伤大血管；②术中次全血肿清除及无阻力抽吸；③术后低温盐水灌注。

## *33.* 幕上脑出血患者临床预后并不受益于早期开颅显微血肿清除术

（1）手术治疗仍有争议

对于大多数幕上脑出血患者而言，手术治疗仍有争议。2000年，*Stroke* 上发表了一项 Meta 分析，对 1966—1999 年的 7 项临床研究进行分析。结果显示：手术治疗脑出血的有效性仍不确定。

（2）幕上脑出血患者早期行开颅手术治疗并未受益（STICH Ⅰ）

2003年，Mendelow 及其同事在 *Lancet* 上发表了全球最大的多中心前瞻随机对照研究，进行了幕上自发性脑出血患者早期手术与保守治疗比较。从1998年1月到2003年2月,83个临床中心、27个国家的1033例幕上脑出血患者纳入该研究。530例患者为保守治疗、503例患者行手术治疗，平均血肿体积38 mL[四分位间距（24，62）mL]。40%的出血部位为脑叶。6个月时采用

GOSE 评分评估预后，其中 51 例患者失访，17 例患者生存状态不明。最终 468 例患者行早期手术治疗，其中 346 例（75%）患者行开颅手术治疗，122 例（26%）患者预后良好；496 例患者行保守治疗，118 例（24%）患者预后良好。两组之间比较差异无统计学意义（$P=0.414$）。但值得注意的是，在最初接受保守治疗的患者中，有 26% 最终接受手术治疗。亚组分析发现：距皮层 1 cm 内的脑叶出血患者可能从外科手术中获益。而另一项亚组分析提示昏迷（GCS ≤ 8 分）患者的转归不良风险提高。在此基础上进行了 STICH Ⅱ 研究。

（3）幕上浅表脑叶出血患者早期行开颅手术治疗并未受益（STICH Ⅱ）

STICH Ⅱ 研究（幕上脑叶自发性脑出血患者早期手术与保守治疗比较）在 STICH Ⅰ 基础上进行，入组发病 48 小时以内、出血量 10 ～ 100 mL、未破入脑室的、意识障碍的表浅脑叶出血患者。STICH Ⅱ 研究设计为多中心、随机、平行对照研究，国内天坛医院、复旦大学附属华山医院参与了该研究。该研究对来自全球 27 个国家 78 个研究中心的 601 例患者进行随机分组，307 例患者被随机分组到手术组，294 例患者接受保守治疗。平均血肿体积 41 mL。通过电话、门诊随访评估患者 6 个月时的预后，主要终点事件为预后情况（GOSE 评分评估）。6 个月随访时，最终 297 例患者接受手术治疗，其中 284 例患者行开颅手术治疗；286 例患者行保守治疗。开颅手术治疗组中 174 例（59%）患者预后较差，保守治疗组中 178 例（62%）患者预后较差，两组比较差异无统计学意义（*P*=0.367）。但在最初接受保守治疗的患者中，有 21% 最终接受手术治疗。6 个月随访时，预后分布百分条图（图 20）提示：早期（发病 8 小时内，发病 24 小时内）行开颅并未受益（＜ 8 小时；＜ 24 小时），在 24 小时后开始手术治疗优于 24 小时内治疗。这与发病 24 小时内血肿不稳定，存在血肿扩大的可能性相关。

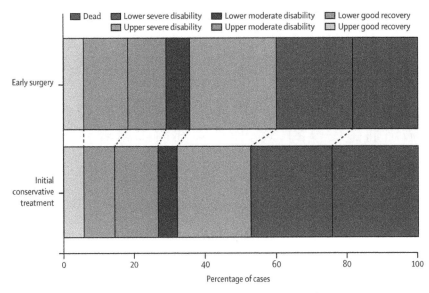

图 20　6 个月时预后分布百分条（彩图见彩插 8）

（4）基于 STICH 研究的指南推荐意见更新

STICH 研究未能证实幕上脑叶自发性脑出血患者能通过开颅手术获益，考虑与保守治疗组患者转组至外科手术干预组及手术本身带来的创伤有关。因此《AHA/ASA 自发性脑出血管理指南（2015）》推荐：①对于大多数幕上脑出血患者，手术的有效性尚未明确（Ⅱb 级推荐，A 级证据，较上一版指南有修订）；②早期血肿清除策略与当病情恶化时再进行血肿清除术相比没有明确的优势（Ⅱb 级推荐，A 级证据，新增推荐）；③病情进行性恶化的患者可考虑幕上血肿清除术以挽救生命（Ⅱb 级推荐，C 级证据，新增推荐）。而且《中国脑出血诊治指南（2014）》中关于外科开颅治疗的推荐意见：对于脑叶出血超过 30 mL 且距皮质表面 1 cm 范围内的患者，可考虑标准开颅术清除幕上血肿（Ⅱ级推荐，B 级证据）。

## 34. 神经导航下微创血肿穿刺引流联合 rt-PA 治疗脑出血是安全的，脑叶与深部血肿患者获益明显

（1）目前指南对微创手术的推荐意见等级较低

《AHA/ASA 自发性脑出血管理指南（2015）》推荐微创血肿清除术（联合或不联合溶栓药物）的效果尚不确定（Ⅱb 级推荐，B 级证据，较上一版指南有修订）。《中国脑出血诊治指南（2014）》中关于外科治疗的推荐意见：对于大多数原发性脑出血患者，外科治疗的有效性尚不能充分确定，不主张无选择地常规使用外科或微创手术（Ⅱ级推荐，B 级证据）。以下临床情况，可个体化考虑选择外科手术或微创手术治疗：①对于脑叶出血超过 30 mL 且距皮质表面 1 cm 范围内的患者，可考虑微创手术

清除血肿（Ⅱ级推荐，D级证据）；②发病 72 h 内、血肿体积为 20 ～ 40 mL、GCS ＞ 9 分的幕上高血压脑出血患者，在有条件的医院，经严格选择后可应用微创手术联合或不联合溶栓药物液化引流清除血肿（Ⅱ级推荐，B级证据）；③ 40 mL 以上重症脑出血患者由于血肿占位效应导致意识障碍恶化者，可考虑微创手术清除血肿（Ⅱ级推荐，D级证据）；④病因未明确的脑出血患者行微创手术前应行血管相关检查（CTA ／ MRA ／ DSA）排除血管病变，规避和降低再出血风险（Ⅱ级推荐，D级证据）。

（2）微创手术的优势

STICH研究证实脑出血患者未能从开颅手术中获益，脑出血的手术治疗进入尴尬境地。微创手术（minimal invasive surgery, MIS）具有能够减少手术创伤、缩短手术时间等优势。伴随溶栓药物促进血肿清除、颅内压监测等的发展，国内外均开展了微创手术相关的临床研究。2012 年，重庆医科大学谢鹏教授在 *Stroke* 发表了一项 Meta 分析，共纳入 1955 例患者，微创手术与其他方法（保守治疗、外科开颅）治疗幕上自发性脑出血的疗效进行比较，证实微创手术优于内科保守治疗、外科开颅（$P < 0.00001$）。但是目前仍缺乏关于微创手术治疗脑出血的大样本高质量 RCT 研究，因此未能改变指南推荐。

（3）微创手术加 rt-PA 治疗颅内出血的临床试验（MISTIE Ⅱ）安全，可从中获益

美国霍普金斯大学 Daniel F Hanley 教授牵头开展了 MISTIE

Ⅱ研究，比较神经导航下微创手术加 rt-PA 溶栓治疗和内科保守治疗的安全性。该研究是一项多中心、随机、对照研究，4 个国家 26 家医院参与了研究。研究共入组了 96 例 18 ～ 80 岁、出血量大于 20 mL 的幕上自发性脑出血患者。所有患者被随机分配到两个不同的治疗组：神经导航下微创手术加 rt-PA 溶栓治疗组（rt-PA 0.3 或 0.9 mg/d，每 8 小时给药 1 次，最多 9 次）和内科保守治疗组。结果显示，从 2006 年 2 月到 2013 年 8 月，96 例患者纳入研究并完成随访。54 例（56%）患者行导航下微创手术加 rt-PA 溶栓治疗，42 例（44%）患者行内科保守治疗。两组的 30 天死亡率（$P=0.542$）、7 天死亡率（$P=0.562$）、72 小时内的继发症状性颅内出血（$P=0.226$）、30 天颅内感染（$P=0.438$）并无明显差别。导航下微创手术加 rt-PA 溶栓治疗组（12 例）的无症状性颅内出血的比例稍高于内科保守治疗组（3 例），但统计比较无差异（$P=0.051$）。与药物治疗受试者相比，手术受试者的水肿减少 22 mL[ 手术治疗受试者的下降百分比是（$22\pm35$）% *vs* 药物治疗受试者增加（$47\pm46$）%]。该研究结果证实：导航下微创手术加 rt-PA 溶栓治疗是安全的。同时能减轻血肿周围的水肿，有临床转归改善的趋势，但增加了无症状性颅内出血的比例。

（4）微创手术加 rt-PA 治疗颅内出血的临床试验（MISTIE Ⅲ）研究结果

MISTIE Ⅱ试验显示微创手术加 rt-PA 治疗非常有希望减轻脑出血的原发性损害，从而临床获益。Daniel F Hanley 教授在此基础上主持开展了 MISTIE Ⅲ——一项研究微创手术加 rt-PA 治疗颅内出血的Ⅲ期、随机、开放标签、500 位受试者参加的临床试验。中国有 10 家医院参与了该项研究。这是一项Ⅲ期、随机、开放标签、中心评估 MIS 和 rt-PA 溶解血肿与药物治疗比较的临床试验。该研究（$n$=500）将评估与使用传统药物治疗的受试者相比，MIS 联合 1 mg rt-PA 每 8 小时给药 1 次（最多 9 次）的有效性和安全性。该研究于 2014 年 1 月开始纳入出血量大于 30 mL 的幕上脑出血患者。

2019 年 2 月在 *Lancet* 上发表了研究结果。从 2013 年 12 月 30 日到 2017 年 8 月 15 日，506 例患者随机分配，255 例为微创手术 +rt-PA 治疗组（MISTIE 组），251 例为标准药物治疗。最终 250 例患者被随机分配到 MISTIE 组，249 例患者接受标准药物治疗。随访 365 天时主要终点事件结果为：MISTIE 组 mRS 评分 0~3 的比例是 45%，而标准药物治疗组 mRS 评分 0~3 的比例是 41%，差异无统计学意义（$P$=0.33）。发病 7 天时，标准药物治疗组死亡率 10 例（4%）高于 MISTIE 组 2 例（1%），$P$=0.02。发病 30 天时标准药物治疗组的死亡比例 37 例（15%）仍高于 MISTIE 治疗组 24 例（9%），$P$=0.07。症状性颅脑继发出血和颅内感染的比例相似 [ 症状性颅脑继发出血，标准药物治疗组 2 例（1%，251 例），MISTIE 组 6 例（2%，255 例），$P$=0.33；颅内感染，标准药物治疗组 0 例（0%，251 例），MISTIE 组 2 例（1%，255 例），$P$=0.16]。30 天时，MISTIE 组严重不良事件（76 例患者出现 1 个或多个严重不良事件）的数量低于标准药物治疗组（84 例）（$P$=0.012）。MISTIE Ⅲ 研究结果提示：微创手术 +rt-PA 治疗脑出血的方法是安全的，但是不能提高 365 天时预后良好患者的比例。

## 35. Apollo 辅助下微创脑室出血清除术迈出了手术机器人辅助下颅脑手术的尝试

（1）Apollo 系统的工作原理

阿波罗（Apollo）系统是一种冲洗吸引系统，2014 年初经美国食品和药物管理局批准用于控制组织块或液体的吸入量。系统包括一根可连接软管的一次性导管振动棒和主装置。振动棒（2.1 mm 和 2.6 mm 直径）可以进入神经内镜的工作通道，通过软管连接到主装置。其内置一个振动元件，当驱动脚踏板时，该元件将粉碎血凝块维持吸引系统的通畅。主装置内有一个用于吸引的可调节真空泵，还有一个用于生理盐水冲洗调节的振动棒。两个尺寸的振动棒均适用于目前常规使用的神经内镜工作通道。图 21 为 Apollo 手术系统的装置。

（2）Apollo 系统用于脑实质血肿清除的单中心研究

一研究报道了 3 例将 Apollo 系统用于脑实质或伴有破入脑室血肿清除的结果。1 例为 79 岁的老年男性，右侧颞顶枕叶脑出血，血肿体积为 93.4 mL，采用双通道行血肿清除，术后血肿体积减少至 11.2 mL，无并发症，按医嘱动作锻炼，术后第 6 天 NIHSS 评分 6 分。第 2 例为 56 岁的中年女性，左侧基底节区脑

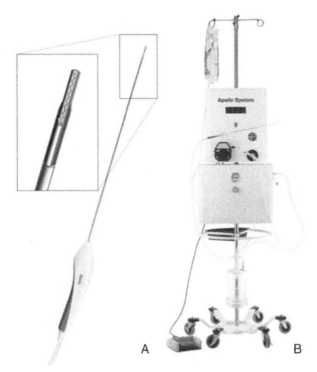

图 21　Apollo 手术系统的装置（彩图见彩插 9）

出血，出血量为 15.6 mL，术后血肿体积减少至 0.9 mL，无并发症，按医嘱动作锻炼，术后第 4 天，NIHSS 评分 4 分。第 3 例为 43 岁的中年女性，右侧尾状核出血破入脑室、脑室铸型、脑积水，行单通道血肿清除术，术中彻底切除脑室血肿，术后无并发症，按医嘱动作锻炼，术后第 4 天 NIHSS 评分 6 分。该研究初步证明了 Apollo 系统临床使用的安全性。

（3）Apollo 系统用于脑实质或伴破入脑室的血肿清除的多中心研究

来自美国的多中心回顾性研究结果显示：在 2014 年 5 月到

2014 年 9 月，23 例患者采用 Apollo 系统行微创颅内血肿的清除，平均年龄为（62±12.6）岁，6 例患者血肿破入脑室。平均血肿体积为（45.4±30.8）mL，术后血肿体积下降至（21.8±23.6）mL，平均血肿清除率为（54.1±39.1）%，$P < 0.001$。2 例患者出现了术后的血肿扩大，考虑与操作者的技术有关。4 例患者（13.8%）死亡。该研究表明 Apollo 系统用于脑实质血肿的清除是安全的，但仍需进一步研究明确获益人群。

（4）Apollo 系统用于脑室出血

1 项美国拉什大学医学中心的研究显示：8 例（5 例男性，平均年龄 55.5 岁）Graeb 评分大于 6 分的脑室出血患者行 Apollo 系统微创血肿清除术，术前的 Graeb 评分为 9.6 分，术后的 Graeb 评分为 4.9 分（$P = 0.0002$）。术后脑室外引流 13.5 天，无颅内感染发生，5 例患者行脑室 - 腹腔分流术。该研究显示 Apollo 系统可用于脑室出血，达到减少血肿体积的目的，同时手术相关并发症最少。

（5）Apollo 系统可用于脑实质出血、脑实质出血破入脑室、脑室出血的血肿清除

Apollo 系统可用于脑实质出血、脑实质出血破入脑室、脑室出血的血肿清除，且临床使用安全，为未来手术机器人辅助下颅脑手术的尝试提供了可能性。但是颅内血肿的病例数较少，仍需更多的临床研究来证实其安全性和有效性。

## *36.* 神经内镜微创血肿清除术提高了术中可视化程度与血肿清除率

在过去的 10 年中，神经内镜手术设备不断升级，手术技术加速发展，内镜神经外科手术技术已经覆盖神经外科手术领域的很多方面。这些进展得益于现代科学技术的迅猛发展，神经内镜技术从基础研究应用到临床。单纯内镜手术及与神经导航、立体定向、超声、激光、功能定位等多种神经外科新技术的联合应用都取得了巨大进展。因此，内镜神经外科技术的理论与概念需要与时俱进，才能更进一步发展新的技术，以推动内镜神经外科技术的进步。

（1）神经内镜技术进展迅速，传统分类方法不能反映神经内镜手术的进展

神经内镜目前可用于治疗多种神经外科疾病，包括垂体瘤、脑积水、颅内囊肿、脑室内肿瘤、颅内血肿和寄生虫等。但目前关于神经内镜手术的分类命名并不科学准确，早期神经内镜主要用作显微神经外科手术的辅助照明设备。所以 1998 年 Perneczky 提出根据神经内镜在神经外科手术中的具体作用将神经内镜手术技术分为三类：①内镜神经外科（endoscopic neurosurgery，EN），即单纯应用神经内镜完成神经外科手术，如神经内镜用于脑积水和颅内囊肿的手术治疗，内镜的光源通道和工作通道在同一根内镜管道中；②内镜辅助显微神经外科（endoscope-assisted microneurosurgery，EAM），即内镜作为辅助工具参与手术协助

完成手术；③内镜控制的显微神经外科（endoscope-controlled microneurosurgery，ECM），即在神经内镜的照射系统及其显示系统引导下，应用常规显微神经外科手术器械来完成手术的操作。这种分类方法更多强调的是神经内镜主要作为一种手术显微镜的"辅助"或"控制"工具。然而随着现代神经内镜理念和技术的进步，神经内镜已经不需要依赖手术显微镜而能够独立完成众多神经外科手术，这一分类方法已不能准确反映神经内镜手术的内涵。因此，亟须一种新的分类方法来准确反映目前临床开展的神经内镜手术方式。

（2）内镜内神经外科与内镜外神经外科更准确反映当前神经内镜手术的内涵

根据当前内镜神经外科的进展和我们自己的临床经验，提出将神经内镜手术分为内镜内神经外科（intra-endoscopic neurosurgery，IEN）和内镜外神经外科（extra-endoscopic neurosurgery，XEN）。所谓 IEN 就是将内镜作为唯一光学照明设备，其工作通道和光源成像通道集于一体，所有的手术操作都是通过内镜的工作通道同轴操作进行，适用于深部病变，尤其脑室系统病变，一般以脑脊液作为媒介。早期和传统的神经内镜技术基本上都是基于这一模式，硬镜和软镜均可使用。然而内镜内神经外科技术由于工作通道小，必须使用专用的内镜器械，且一次只能通过一件手术操作器械进行一种操作，严重影响了神经内镜的使用及效率。该技术主要用于脑积水、中脑导水管成形、颅内囊肿、脑室内肿瘤活检等有限的病种和部位。但随着对内镜神经外科技术认识的加深，操作空间从内镜内扩展到内镜外，手术器械也不再受限于内镜狭窄的孔道，很多显微器械可以用于内镜外的手术中，一般以空气（脑脊液也可）作为媒介，其中最经典的就是经鼻蝶垂体瘤内镜切除术。因此，结合相关学科和内镜技术的进展，我们提出了"内镜外神经外科"技术，即指在手术过程中，将内镜作为照明、冲洗和观察的工具，内镜手术操作不限于传统内镜工作通道，而可以在镜外进行多轴器械操作。配合目前各种的内镜通道，内镜外的空间均可用于器械的通过和操作，内镜手术的可用器械与设备大大增加。这提高了手术灵活性和效率，缩短了手术时间，使手术可操作的复杂程度大大提高，极大地拓展了神经内镜的手术病种，增加了适用的手术部位（图22）。

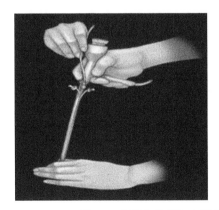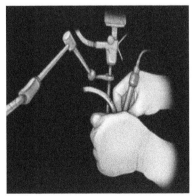

图22　内镜内技术和内镜外技术（彩图见彩插10）

（3）新分类方法利于内镜神经外科手术的拓展和创新

如果说手术显微镜是人视力的延伸，那么 XEN 的概念其实可以类比为显微镜的延伸。显微镜的光线是直线，所以深部操作时，显微镜有缺陷：①死角效应，由于显微镜的光束是平行直线传播的，靶区周围盲区的重要结构（尤其深部手术）无法显示；②遮挡效应，大部分光被表浅的颅骨、脑组织遮挡，仅有少量光线到达靶区，所有障碍物都产生阴影，为解决深部光线弱的问题，必然要牵拉脑组织，在颅底手术有时需扩大切除颅底和颅面骨质才能看清靶区，这显然有违微创的初衷；③景深限制，通过上述操作虽然可使深部照明得到改善，但当解剖细小而重要且非常敏感的结构时，必须增加放大倍数，而放大倍数越大，光线强度丧失越多，同时景深减少。相反神经内镜可通过狭窄的手术通道，提供深部病变明亮、清晰的图像；多角度神经内镜能将光线投射到深部术野侧方，扩大了手术视角，消除术中视野死角，可到达显微镜无法到达的如脑桥小脑角、基底池等部位；同时，内镜的长柄及浅表结构可由熟练操作得到安全控制，无须牵拉或稍微牵拉脑组织，可明显提高手术效率和安全性。

如果建立了这个概念，理论上现在手术显微镜下能做的手术通过神经内镜都是可以做的，但需要突破技术上的很多瓶颈。随着 XEN 技术的进展，神经外科医师探索和发展更多的新技术，更多的操作可以只依靠内镜独立操作，而非传统依赖显微镜的辅助或控制。目前 XEN 的操作方式有两种：一种是"双人四手模式"，即两名医师密切合作，其中一名是"导航员"，负责手持内镜、摆好内镜的视角与距离，另一名是"驾驶员"，根据内镜画面，双手握持器械进行操作。另一种模式是"单人双手模式"，一手持镜子，另一手握器械进行操作。在使用机械臂的情况下，单人模式下也可以双手持握器械进行手术操作。在 XEN 理念指引下，神经内镜手术目前除用于垂体瘤手术外，逐渐拓展到很多神经外科疾病的治疗，如 Chiari 畸形、松果体区肿瘤、大脑半球实质肿瘤的手术，脑出血手术等。随着现代影像、神经导航和术中 MRI 技术等的发展和普及，我们进一步提出"精准神经内镜"的理念，将神经导航、3D 内镜、内镜 ICG 造影、超声多普勒、术中影像等多模态技术融合，实时显示术区的同时，还可以清晰显示周围脑组织、血管、神经的解剖结构的关系，为手术提供精确的定位和导向，实现最优化的术前计划、手术入路设计和术中应变等个性化的精准医疗。相信随着这一理念技术的发展，神经内镜将更加广泛地用于神经外科多种疾病的手术治疗，丰富微侵袭神经外科理念，造福患者。

（4）内镜神经外科技术与显微神经外科技术一样，应当成为神经外科医师熟练掌握的技术

由于神经内镜近年来才迅速崛起，许多有着丰富显微镜下手术经验的神经外科医师对于神经内镜的操作并不熟悉，甚至接受程度不够，原因是多方面的。首先，神经内镜技术要求高，学习曲线和显微神经外科技术一样，需要一个过程来适应，尤其是

眼和手的配合、主刀与助手的配合、人与器械的配合，需要认真学习和实践。其次，操作习惯的改变较难，目前大家已经习惯了显微镜下的神经外科操作，而且大家对神经内镜的认识不如显微镜那么深刻，对神经内镜的图像、操作及手眼配合的不习惯，就如当年手术显微镜刚刚用于神经外科时一样。但正如前述，内镜神经外科技术是微侵袭神经外科的重要方向，需要神经外科医师掌握。再次，大家对内镜神经外科的新理念和新技术不熟悉，观念转变不及时，是医师对内镜神经外科技术认识不到位的重要原因，尤其近来发展较快的颅底扩大经蝶技术、颅内病变内镜手术技术等。随着神经内镜进入现代神经外科领域的主流，神经内镜的熟练操作应是每个专科医师必须牢固打下的基本功。神经内镜的特殊性是与其他神经外科手术具有兼容性，这就要求医师在掌握神经内镜技术前必须是一个优秀的神经外科医师，也必须具有良好的显微外科基础，这是发展神经内镜技术的保证。因此，神经内镜手术水平的提高除了要进行专门的训练外，更是要强调神经外科手术基本技能、现代高科技技术的掌握。不能将神经内镜技术与常规神经外科手术技术分开，因为神经内镜技术是现代神经外科许多技术之一，是一个补充。相信只要大家更新内镜神经外科的理念和技术，熟悉内镜神经外科解剖，经过一段时间，内镜神经外科技术必然与显微神经外科技术一道，为现代微侵袭神经外科的发展提供强有力的支撑。

（5）加强神经内镜的理论、技术、器械和临床转化研究

近年来，我国的内镜神经外科发展迅速，国内的许多单位均开展了神经内镜手术。目前神经内镜可用于治疗多种神经外科疾病，包括脑积水、颅内囊肿、脑室内肿瘤、垂体瘤、颅内血肿和寄生虫等。但我们的神经内镜手术技术，与美、日、欧等发达国家和地区相比仍有差距。正像国内外神经外科专家所指出的，在神经外科未来的发展中，内镜将成为必不可少的一部分，因此我们应该加强内镜神经外科的研究与发展。笔者认为应着重于以下几个方面。①重视内镜神经外科理念的研究。任何科学理念的提出，必将指引该学科的发展方向，促进学科和技术的快速发展。加强内镜外神经外科和精准神经外科等系列新理念的研究，有助充分挖掘神经内镜在神经外科领域的应用价值。②重视神经内镜设备和配套设备的研发。显微镜和内镜的发展历史提示，技术的进步对推动它们的应用起关键作用。目前 3D 内镜、虚拟内镜等系列新内镜技术已见雏形。由于神经内镜器械、设备不配套或在发生意外的情况下无法处理，常导致手术不能进行。因此，研制合适的内镜器械是神经内镜发展的关键。③操作技能的训练。手术医师的操作技能是影响手术质量的重要因素，但国内对于神经内镜应用技术的培训相对缺乏。随着我国的神经内镜外科日益成熟，需要有更加系统的内镜技术培训。④解剖的研究。许多内镜手术都是在显微神经外科和内镜解剖基础上发展起来的，从内镜下第三脑室底造瘘术到经蝶垂体瘤切除术，都离不开相关的

内镜解剖和实验室训练，今天的内镜解剖可能演化为明天的内镜手术。另外，术中对某些解剖结构的详细描述，也有助于促进手术技术的改进。⑤深入开展神经内镜的基础和临床研究工作，对于相关基础和应用问题的解决，将进一步推动神经内镜专业的发展。

微创外科是当前外科发展的趋势，是不可逆转的浪潮，神经外科理应在这一浪潮中创造自己的浪花。相信，我国的内镜神经外科技术将不断发展，在微侵袭神经外科领域中发挥越来越大的作用。

## 37. 新型手术动力系统辅助血肿精确定位与清除

手术动力系统是指提供手术需要的动力，控制操作器械，减轻医师工作强度，实现精确手术操作的外科手术装置。与传统的外科开颅方式相比优势明显，辅助手术医师高效、安全、快速、精确地完成外科手术，最大限度地缩短手术时间，减轻患者痛苦，促进术后康复。

手术动力系统能够实现手术所需的钻、铣、磨、锯等功能，包括颅骨钻、铣刀、磨钻、动力系统主机等。颅骨钻、铣刀开颅代替以往的手摇钻、线距、导板，使开颅手术时间缩短到原来的五分之一，同时手术视野清晰、脑组织损伤较小，手术恢复效果较好。这为需要抢救的脑出血患者赢得了宝贵时间。国内多家医院使用动力系统救治脑出血患者后临床效果满意。

手术动力刨削系统包括刨削动力主机、手柄、刀片，辅助内窥镜完成切除和刮削手术，目前在关节、鼻窦部、胸部、脊椎手术中有较多应用，但在神经外科手术中应用较少。

手术动力系统可减少开颅手术的创伤，缩短开颅时间，保持手术视野干净，提高术中血肿清除率，为抢救患者生命赢得宝贵的时间，同时提高手术的安全性与有效性，减少术后并发症，使以前的手术禁忌证变成可能。

## *38.* 在神经内镜与 DTI 图像辅助下的白质纤维束旁精准神经内镜技术极大地保护了患者功能，提高了预后水平

神经内镜因其微创、神经损伤小、深部照明佳、术野清晰等优势，已逐渐成为微创神经外科发展的新方向。1985 年，奥地利神经外科专家 Auer 教授首次发表文章介绍应用内镜治疗颅内血肿。1989 年第一个神经内镜清除颅内血肿的随机临床研究发表。100 例发病 24 小时以内的、出血量大于 10 mL 的脑出血患者随机分为内镜治疗组（50 例）和保守治疗组（50 例）。随访 6 个月的研究结果提示：40% 的内镜治疗患者无残疾或轻度残疾，25% 的保守治疗无残疾或轻度残疾，两组之间比较差异有统计学意义（$P < 0.01$），该研究结果令人激动。随后，在中国和日本，众多临床研究比较了内镜、开颅手术及保守治疗的有效性，但因研究的异质性较大，病例数较少，其结果争议较大。2015 年，AHA/

ASA 发布的自发性脑出血治疗指南中提出：立体定向或内镜下血肿清除治疗自发性脑出血的有效性尚不确定（Ⅱb 级推荐，B 级证据，较上一版指南有修订）。同时，内镜的相关辅助器械不完善导致其广泛应用及更多相关的 RCT 研究也受到限制。因此，神经内镜虽逐渐应用于高血压脑出血领域，但仍处于起步阶段，且大多作为治疗辅助。近 10 年来，几项重要神经内镜器械的改善提高了内镜的安全性、可视化及方向控制，内镜血肿清除率明显提高（由 83.4% 提高到 99%），临床应用得到广泛发展。大样本的临床研究确定神经内镜治疗脑出血的有效性亟待开展。2017年，四川大学华西医院游潮教授团队发表了一项 Meta 分析，总结了 1327 例脑出血患者的临床资料，比较了神经内镜与开颅手术的临床效果。该研究显示神经内镜的预后优于开颅手术治疗，而且手术的血肿清除率提高，并发症减少，手术时间明显缩短。但是仍有 58% 的患者临床预后差，12% 的患者死亡。因此，改善存活患者临床预后成为研究的重要方向。

2010 年，复旦大学附属华山医院应用弥散张量成像（diffusion tensor imaging，DTI）比较基底节区血肿行微创手术清除与保守治疗的效果。27 例患者纳入研究，13 例患者行微创手术治疗，出血量为（39.2±4.85）mL；12 例患者保守治疗，出血量为（38.7±6.33）mL。发病后 1 周行 DTI 检查。在出血侧内囊区域，微创手术的 FA 值为 0.524±0.045，保守治疗的 FA 值为 0.425±0.050，两组之间比较差异有统计学意义（$P < 0.05$）。

亚组分析发现，在微创手术组中，5 例患者术前行 DTI 检查，出血侧内囊区域的 FA 值为 $0.428 \pm 0.032$，1 周后的 FA 值为 $0.521 \pm 0.040$；但对照侧内囊区的 FA 值为 $0.583 \pm 0.048$，与出血侧术前、术后的 FA 值相比，均有统计学差异（$P < 0.05$），而且患者的临床功能也未恢复到正常水平。该研究提示与保守治疗相比，微创手术虽可减少出血侧的神经纤维束损伤，但与对照侧相比，仍有神经纤维束的损伤。2016 年，韩国岭南大学也发表了类似的研究结果。因此，如何减少微创手术引起的神经纤维束损伤成为未来的研究方向。

## 参考文献

1. KEEP R F, HUA Y, XI G. Intracerebral haemorrhage: mechanisms of injury and therapeutic targets. Lancet Neurol, 2012, 11（8）：720-731.

2. HEMPHILL J R, GREENBERG S M, ANDERSON C S, et al. Guidelines for the Management of Spontaneous Intracerebral Hemorrhage: a Guideline for Healthcare Professionals From the American Heart Association/American Stroke Association. Stroke, 2015, 46（7）：2032-2060.

3. TAKEUCHI S, WADA K, NAGATANI K, et al. Decompressive hemicraniectomy for spontaneous intracerebral hemorrhage. Neurosurg Focus, 2013, 34（5）：E5.

4. STERN-NEZER S, EYNGORN I, MLYNASH M, et al. Depression one year after hemorrhagic stroke is associated with late worsening of outcomes.

Neuro Rehabilitation, 2017, 41 (1)：179-187.

5. BALAMI J S, BUCHAN A M. Complications of intracerebral haemorrhage. Lancet Neurol, 2012, 11 (1)：101-118.

6. 中华医学会神经病学分会，中华医学会神经病学分会脑血管病学组. 中国脑出血诊治指南（2014）. 中华神经科杂志，2015，48 (6)：435-444.

7. HANLEY D F, LANE K, MCBEE N, et al. Thrombolytic removal of intraventricular haemorrhage in treatment of severe stroke：results of the randomised, multicentre, multiregion, placebo-controlled CLEAR Ⅲ trial. Lancet, 2017, 389 (10069)：603-611.

8. 曹屹东，姜雪，贾栋. 锥颅血肿穿刺体外引流术治疗高血压脑出血回顾性研究. 中外医疗，2013，32 (21)：76-78.

9. 赖峰，莫文庆. 锥颅引流术在高血压性脑出血急诊抢救中的临床意义. 岭南急诊医学杂志，2010，15 (3)：223-224.

10. 徐海波，章涛，胡建华，等. 徒手锥颅微创引流术治疗高血压脑出血并发症. 中国基层医药，2014 (20)：3125-3126.

11. MENDELOW A D, GREGSON B A, ROWAN E N, et al. Early surgery versus initial conservative treatment in patients with spontaneous supratentorial lobar intracerebral haematomas（STICH Ⅱ）：a randomised trial. Lancet, 2013, 382 (9890)：397-408.

12. ZHOU X, CHEN J, LI Q, et al. Minimally invasive surgery for spontaneous supratentorial intracerebral hemorrhage： a meta-analysis of randomized controlled trials. Stroke, 2012, 43 (11)：2923-2930.

13. HANLEY D F, THOMPSON R E, MUSCHELLI J, et al. Safety and efficacy of minimally invasive surgery plus alteplase in intracerebral haemorrhage evacuation (MISTIE): a randomised, controlled, open-label, phase 2 trial. Lancet Neurol, 2016, 15 (12): 1228-1237.

14. MOULD W A, CARHUAPOMA J R, MUSCHELLI J, et al. Minimally invasive surgery plus recombinant tissue-type plasminogen activator for intracerebral hemorrhage evacuation decreases perihematomal edema. Stroke, 2013, 44 (3): 627-634.

15. FAM M D, HANLEY D, STADNIK A, et al. Surgical Performance in Minimally Invasive Surgery Plus Recombinant Tissue Plasminogen Activator for Intracerebral Hemorrhage Evacuation Phase III Clinical Trial. Neurosurgery, 2017, 81 (5): 860-866.

16. FIORELLA D, GUTMAN F, WOO H, et al. Minimally invasive evacuation of parenchymal and ventricular hemorrhage using the Apollo system with simultaneous neuronavigation, neuroendoscopy and active monitoring with cone beam CT. J Neurointerv Surg, 2015, 7 (10): 752-757.

17. SPIOTTA A M, FIORELLA D, VARGAS J, et al. Initial multicenter technical experience with the Apollo device for minimally invasive intracerebral hematoma evacuation. Neurosurgery, 2015, 11 (Suppl 2): 243-251, 251.

18. TAN L A, LOPES D K, MUNOZ L F, et al. Minimally invasive evacuation of intraventricular hemorrhage with the Apollo vibration/suction device. J Clin Neurosci, 2016, 27: 53-58.

19. 许平. 动力系统在神经外科手术的应用. 中国当代医药, 2012 (27): 145-146.

20. DI X, SUI A, HAKIM R, et al. Endoscopic minimally invasive neurosurgery: emerging techniques and expanding role through an extensive review of the literature and our own experience - part Ⅱ: extraendoscopic neurosurgery. Pediatr Neurosurg, 2011, 47 (5): 327-336.

21. 张亚卓. 用科技创新进一步推动内镜神经外科的发展. 中华神经外科杂志, 2012, 28 (3): 217.

22. 神经内镜技术临床应用专家共识编写组. 神经内镜手术技术治疗脑室脑池系统疾病中国专家共识. 中华神经外科杂志, 2016, 32 (8): 757-766.

23. BEYNON C, SCHIEBEL P, BOSEL J, et al. Minimally invasive endoscopic surgery for treatment of spontaneous intracerebral haematomas. Neurosurg Rev, 2015, 38 (3): 421-428.

24. XU X, ZHENG Y, CHEN X, et al. Comparison of endoscopic evacuation, stereotactic aspiration and craniotomy for the treatment of supratentorial hypertensive intracerebral haemorrhage: study protocol for a randomised controlled trial. Trials, 2017, 18 (1): 296.

25. YE Z, AI X, HU X, et al. Comparison of neuroendoscopic surgery and craniotomy for supratentorial hypertensive intracerebral hemorrhage: a meta-analysis. Medicine (Baltimore), 2017, 96 (35): e7876.

26. WU G, WANG L, HONG Z, et al. Effects of minimally invasive techniques for evacuation of hematoma in basal ganglia on cortical spinal tract from patients with

spontaneous hemorrhage： observed by diffusion tensor imaging. Neurol Res，2010，32（10）：1103-1109.

27. LEE A Y，CHOI B Y，KIM S H，et al. Difference of injury of the corticospinal tract according to surgical or conservative treatment in patients with putaminal hemorrhage. Int J Neurosci，2016，126（5）：429-435.

（张　超　胡　荣）

# 脑出血穿刺引流术定位技术进展介绍

## *39.* 穿刺引流术仍然是临床针对高血压脑出血最常采用的微创技术

无论 AHA/ASA 还是 ESO 的指引都没有无可辩驳的有力证据指出高血压脑出血应该首选开颅手术还是微创治疗。现有的 MISTIE、STICH、CLEAR 三大研究结果仍然不能给人以清晰的方向。2012 年，统计中国地区每年脑出血微创手术量约有 150 000 例。微创治疗方法上，除了穿刺引流和内镜外，还有其他一些新的方法在探索中，如 SCUBA（The Stereotactic Intracerebral Hemorrhage Underwater Blood Aspiration）、MIND（A Prospective，Multicenter Study of Artemis a Minimally Invasive Neuro Evacuation Device，in the Removal of Intracerebral Hemorrhage）、ENRICH（Early Minimally-Invasive Removal of Intracerebral Hemorrhage），INVEST（Minimally Invasive Endoscopic Surgical Treatment With Apollo/Artemis in Patients With Brain Hemorrhage）等。近年来还有新的微创治疗设备获得 FDA

批准用于治疗高血压脑出血，如 NICO（Indianapolis，IN）和 Apollo（Penumbra Inc，Alameda，CA）。可以看出微创治疗高血压脑出血仍然方兴未艾，是大家积极采用和期待能够有所突破的方向。

### 40. 高血压脑出血穿刺术中如何快速准确定位仍然是一个关键技术问题，在立体定向仪和神经影像导航之外，临床现在还缺乏一套适合各级医院的各级医师使用的统一定位方法

内镜技术、Apollo 系统等现有研究的重点大多在于血肿内的清除操作上，而无论哪一种微创方法首先要解决血肿定位的问题。定位方法因为立体定向仪和导航的使用，似乎已经不是问题，但实践中可以发现使用这些高度精确的仪器定位血肿位置确实有点大材小用，基层医院也不具备这些条件。国内临床实际工作中的定位方法五花八门，除了纯经验性的方法外，有些方法还开发出专用的工具，但使用过程还是需要有一定经验，如最近国内开发报道的一种新的定位引导系统，有些方法仅适用于一定部位的定位，如用于脑室穿刺的脑室定位工具，微创穿刺术需要手术医师有一定的手术经验，现在各个地方的技术水平还不一致。国外高血压脑出血定位穿刺常规采用导航或立体定向技术，美国芝加哥医科大学、约翰霍普金斯医学院、辛辛那提大学、堪萨斯医科大学神经外科组成的多中心临床合作组在 2014 年开

始的一项专门针对脑出血微创治疗的大型多中心随机对照前瞻性 MISTIE Ⅲ期研究，报告了对入组的 123 例脑出血患者采用定位穿刺加注射阿替普酶进行治疗结果。参与研究的美国几家合作单位在研究方案中为保证手术效果的一致性，将参与研究的外科医师按照经验分为三个级别：一级为预获资格，要求至少完成过 3 例导航或立体定向下置管术；二级为实习资格；三级为熟练资格，能够成功完成 3 例后晋级二级，3 例以上晋级三级。并且要求一级医师在手术时需要有三级医师现场或通过手机 / 网络进行指导。并且将置管位置分为三个档次，穿过血肿长轴为理想，没有通过血肿中心的为不理想，没到达血肿内的为差。结果 123 例病例中仅有 71 例（58%）为理想，35 例（28%）为不理想，17 例（14%）没有成功穿刺到血肿，对这 17 例进行了重新穿刺。另外，有报道显示仅仅是脑室穿刺术的穿刺，位置不良的比例就达到 12.5%~40%。从以上报道可以看出，即使在美国，而且有神经导航和立体定向仪辅助手术，理想的穿刺成功率也仅仅过半，穿不到血肿比例依然不低。国内很多地方目前还是主要依靠经验和徒手进行穿刺，可以想象到这种方式的效果更加难以保障。

曾经有一项问卷调查显示，如果不增加手术时间 5 ～ 10 分钟，60% 的神经外科医师愿意采用新的技术来提高穿刺脑室的精度。因此，除了定位准确性的要求外，对于临床医师来说便捷性同样也是很重要的。在没有条件的地方既准确、可靠，同时也比较方便的定位方法仍然是很多神经外科医师很感兴趣的问题。理想的方法应该能够满足全脑的定位，同时在定位准确性、使用方便性、效果同质性、各级医院通用性、经济成本方面都能兼顾。

## *41.* 不同部位的血肿需要选择最佳的手术穿刺方向

国外针对脑出血进行穿刺，计划穿刺方向时应该根据血肿不同的位置选择不同的穿刺方向。著名的 MISTIE 研究分为经前方额部、经后方顶枕部、经脑叶 3 个主要方向。对于深部位于基底节前方的出血选择经前方额部穿刺，引流管必须沿血肿长轴方向，对于深部基底节后方和丘脑的出血选择经后方枕部穿刺，同样要沿血肿长轴进行穿刺，对于脑叶内靠近皮层的血肿选择靠近血肿的皮层位置进行穿刺（图 23）。

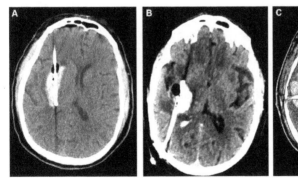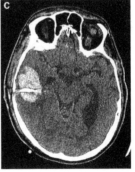

MISTIE Ⅲ期中的手术入路。A：当血肿中心位于尾状核、壳核或内囊前肢部位时采用经额部穿刺。B：当血肿中心位于内囊后肢或丘脑部位时，采用经顶枕部穿刺。C：当血肿位于脑叶内，采用血肿最大层面最靠近皮层的部位穿刺。

**图 23　不同部位血肿采用不同的穿刺方向**

引自：FAM M D，HANLEY D，STADNIK A，et al.Surgical performance in minimally invasive surgery plus recombinant tissue plasminogen activator for intracerebral hemorrhage evacuation phase Ⅲ clinical trial.Neurosurgery，2017，81（5）：860-866.

## *42.* 高端颅脑定位技术的发展与应用

颅脑手术定位技术出现已有 100 多年，经历了漫长岁月，随着影像学、外科学和机械电子技术的发展，衍生出多种新型定位仪器。

1）有框架脑立体定位技术相对成熟，但技术要求高，没有广泛应用于急性脑出血的治疗。

1908 年，Horsley 和 Clarke 开创三维脑立体定向技术。1945 年，Spiegel 和 Wycis 完成有史以来第一次人脑立体定向手术。脑立体定向学历史上第二次突破是发生在 1979 年，Brown 发明了用定向框架与 CT 扫描一起配准，用于神经系统非功能性疾病。1993 年，由深圳安科高技术股份有限公司生产的国内首台能与 CT 或 MR 连接的高精度脑立体定位仪投入临床使用，极大地推动了临床立体定向技术在国内的应用和推广。

目前，国内外生产的脑立体定位仪可以与 CT、MRI 相配套。国内外已开发的定向仪有 Leksell、BRW/CRW、Todd-well、Spiegel-Wycis、Talairach、Riechert-Mundinge、CRW/BRW、Z-D、Patil、杉田、XZ-V、PJ-4 定向仪等；国内有深圳安科高技术有限公司的 ASA-601、602，南京麦迪柯科技有限公司 MD-2000 型系列定位仪等。这些头架已在临床广泛使用，最大优点是定向精度高（毫米级别），目前立体定向仪主要用于如帕金森病深部电极植入术等疾病的治疗。但其缺点也非常明显，需要先安装基环，再进行 CT 或 MRI 扫描，然后还要有专业的软件计算靶点坐标，定向准备工作需要花费大量时间，操作过程非常复杂、不易被掌握，而且设备昂贵，因为成本和技术难度问题不常规用于脑出血穿刺。

2）无框架脑立体定位或影像导航系统在国外治疗脑出血比较普遍，国内相对较少。

1986年，Robert及其同事提出了一种与CT图像、显微镜相结合的无框架定向手术系统。之后，在工程科技界和厂商结合下出现了一系列无框架定向手术系统。它主要分为两类：关节臂系统（1987年由Watanabe发明）和数字化仪系统。现在市场上主要是数字化仪系统，分声波数字化仪、红外线数字化仪、电磁数字化仪三种。神经导航免除了框架而使定向操作更加灵活，在国外应用较普遍，但设备更加昂贵，而且操作同样复杂费时。有研究表明，无框架立体定向手术比基于框架的手术需要更多的手术时间和医疗成本，并且导管错位的风险更高。同样因为价格较高和操作比较复杂没有在国内普遍用于脑出血穿刺术。

3）手术机器人逐渐进入临床，目前国内开展了少量脑出血穿刺方面的应用。

利用高科技技术，国内外逐渐开发出可用于神经外科定位的手术机器人，比较成熟的有法国ROSA（Robot of Stereotactic Assistant）立体定位手术机器人和国产CASR-2型机器人系统。ROSA也被誉为神经外科界的"达·芬奇"手术机器人。很少有单位具备条件购买这么昂贵的机器用于脑出血的治疗。

4）增强（混合）现实技术定位目前还处于探索阶段，临床刚有试用，而且预期价格不菲，操作并不简单，精度也有限。

在过去 20 年中，图像引导手术已被用于多种外科学科，主要用于定向不能直接观察的表面下目标。目前的导航系统需要外科医师将患者二维（2D）图像如 CT 或 MRI 主观转化为三维（3D）解剖结构，或在计算机中渲染为患者的 3D 解剖结构，在观察显示器的同时进行手术操作。增强现实（augmented reality，AR）系统实现了虚拟领域和物理领域的统一，它把计算机生成的 2D 或 3D 图像叠加在用户可视的真实世界。这与虚拟现实（virtual reality，VR）不同，VR 是指用户完全置身在计算机生成的虚拟环境中，它只可以应用于模拟练习。简单来说，AR 整合了人体可见和不可见的解剖结构，用更多的虚拟内容丰富了现实，某种程度上代表着下一个能应用于手术室的重要技术。但目前造价高昂，短期内难以普及。

## 43. 国内高血压脑出血穿刺简易定位方法的探索

对于高血压出血的定位穿刺，因为不需要达到毫米级的精确度，有经验的医师依靠各种简单定向方法可以成功穿刺到血肿腔，这方面有大量的文献介绍如何测量和瞄准，不借助特殊工具的有简易精确体表定向法、弦距定向法、双线式体表定向引导法、六线格定向法、双 X 定向法、MARK 标记法、曲线定位法等；借助简易定向仪的有简易颅脑体表投射定向装置、一次性立体固定系统、方体定向尺、3D 打印通道法等。徒手穿刺方法广泛用于各基层医院，分为硬通道和软通道技术，床旁即可进行操作，其优点是方便、快速、成本低。但因为主要依靠个人经验进行操作，缺点是精确性差、失误率高、难以保证穿刺位置的同质化，特别在缺乏有长年手术经验神经外科医师的基层医院，单纯靠经验进行手术严重影响手术效果，甚至增加手术风险。

## *44.* 基于 OM 线 CT 扫描定位原理的欧米伽 –1 型颅脑穿刺导引器辅助精准穿刺引流术治疗脑出血刚在临床开始使用，是一种新的方法，适合基层医院开展

（1）欧米伽 –1 型颅脑穿刺导引器机械结构组成

欧米伽 –1 型颅脑穿刺导引器各部件具体标识如下（图 24）。

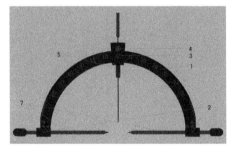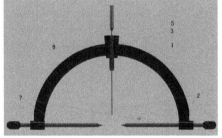

1：带经纬度刻度的半环形定向弓，定向目标点的经纬度，两脚连接颅骨固定针底座。2：两脚通过螺栓固接体表固定定向杆底座。3：定位滑块，配合半环形定向弓定向经纬度和穿刺方向，导向装置。半开口导引通道插入槽：放置导引通道，半开口用于取出穿刺引流管。4：用于固定滑块的锁止螺栓。5：分离式导引通道（多种内径：Fr12、Fr14、Fr16、Fr18；用于引导不同型号的穿刺管，限制穿刺方向，分离式设计便于取出穿刺管）。6：半开放导引通道插入槽。7：防穿透颅骨固定钉，不超过一般颅骨厚度的尖端长度和限制深度档。

**图 24　欧米伽 –1 型颅脑穿刺导引器机械结构**

（2）基于 OM 线 CT 扫描定位的欧米伽 -1 型颅脑穿刺导引器使用原理和方法

1）定位原理

根据空间三维立体定向原理，以人体显而易见的标志和 CT/MRI 片上易于辨别的组织结构为参照，如双侧外耳孔（外耳道中心）、眼球的晶状体、听眦线、正中矢状线及双侧外耳孔的连线等，利用常规头颅 CT 图像进行测量，建立以双侧外耳孔连线与正中矢状线的交点为原点的坐标系，颅内空间各点在此坐标系内对应唯一的三维坐标值，利用一个简易装置将各点的影像学测量值对应到头颅的相应位置上，通过调整装置的固定位置对颅内任意一点进行定位。

2）使用方法

欧米伽 -1 型颅脑穿刺导引器使用方法，以示意图为例，包括如下步骤。

①按图 25 建立坐标系：图 25 为常规 CT/MR 的基线平面示意图，可见外耳道和眼球晶状体。以双侧外耳道中心连线为 X 轴，正中矢状线为 Y 轴建立坐标系。

②根据图 26 测量靶点坐标值（x，y，z）：图 26 为靶点所在平面（靶层面），距离基线平面的距离为靶点 z 值。x 值为靶点距离正中线的距离，y 值为靶点距离双侧外耳道连线在靶层面投影线的距离。

③按照测量的靶点坐标值（x，y，z）在头部标识靶点投影：

以图 27 为例，画出基线，平行基线画出靶层面平行线，根据 y 值标出靶点在颞侧的投影。

④固定导引器位置（图 28）：将导引器的两个颅骨固定钉对准两侧靶点投影后，固定于颅骨上，旋拧固定钉左右调整弓形架位置，使 0 度导向方向对准图 27 所示旁开线（平行中线，旁开距离为靶点距离中线的距离 x）。

⑤定位穿刺（图 29）：导引器位置调好并固定牢固后，以颅骨固定钉为轴任意旋转定向弓和滑动滑块，导引通道所对准的方向恒为靶点位置。根据穿刺引流管的型号选择不同内径的导引通道，顺通道进行穿刺，当深度达到 18 cm 时即到达靶点。

⑥分离和卸下导引器（图 30）：穿刺到位后，助手固定好引流管，取出位于外侧的半片导引通道，引流管即可与导引器分离。此后可进行引流管固定、抽吸、缝合头皮等操作，可同时或稍后卸下整个导引器。

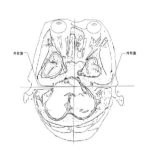
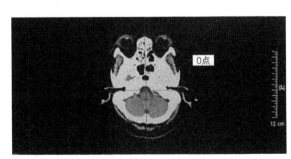

图 25　建立坐标系

中国医学临床百家

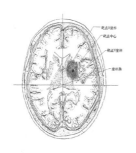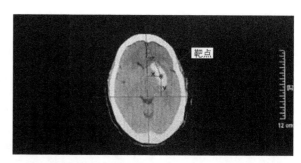

图 26　确定靶点坐标和穿刺角度

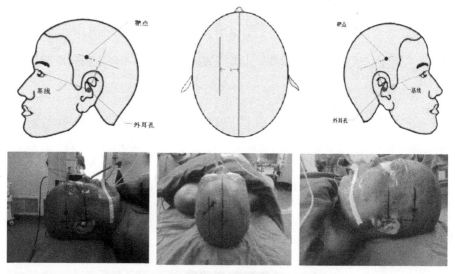

图 27　头皮标识（彩图见彩插 11）

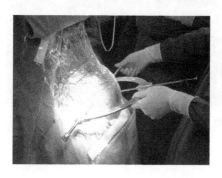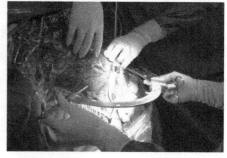

图 28　安装头架（彩图见彩插 12）

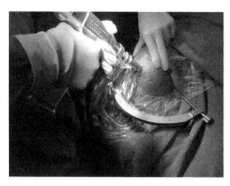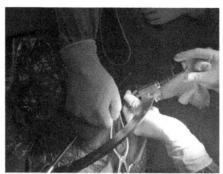

图 29　钻孔和定向穿刺（彩图见彩插 13）

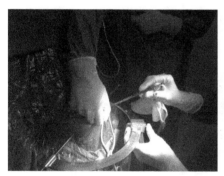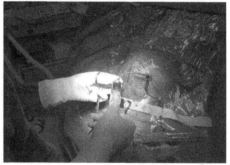

图 30　分离导引器（彩图见彩插 14）

（3）欧米伽 −1 型颅脑穿刺导引器的特点

1）利用制造精密的单体装置进行引导，既操作简单又能保证一定精度。

2）避免了常规立体定向仪需要预先安装定向基环和再次进行 CT 和 MR 扫描，避免了神经导航需要预先粘贴头皮 MARK，也避免了手术机器人需要获取 CT 和 MR 扫描数据。

3）采用了新的立体坐标系，实际操作中的靶点坐标测量和定向线标记方法简单，容易掌握，只花费简短的时间就做出精确的定向，简化了手术前的准备工作，大大缩短了手术前时间。

4）结构简单，可长期使用，成本低廉，便于在基层医院推广，有助于普遍提高手术效果，降低医疗费用。

新型手术技术的标准化操作步骤让使用者容易学习，不依赖于主观性的个人经验，打破了医师之间的技术壁垒：无论是经验丰富的医师还是低年资的医师都可以使用这项手术技术获得均质化的手术效果。操作流程标准化、结果同质化，缩短学习周期，手术操作流程细化到每一步可操作、易管控，环环相扣，降低工作失误率，使外科医师高效工作，使得这项技术容易被医师们接受，易于推广，也可以为大型临床前瞻性或回归性试验提供统一的手术术式，减少不同穿刺引流方法带来的统计学差异。

## *45.* 欧米伽 –1 型颅脑穿刺导引器治疗高血压脑出血技术初步经验显示在技术掌握难度、定位精确性、手术时间上具有一定优势

一项最近的临床研究总结了应用欧米伽 –1 型颅脑穿刺导引器治疗的 42 例自发性脑出血患者的效果。其中幕上出血 33 例，小脑出血 5 例，脑干出血 4 例。中位手术时间为 45（25 ～ 75）min，其中头架操作时间为 10（5 ～ 15）min。术后复查引流管头端与预设靶点误差均≤ 10.0 mm。无患者术后再出血。33 例幕上脑出血术后（3.1±1.4）天平均排空率为 77.5%，残余血肿 < 15 mL 者 29 例（87.9%）。采用新的手术方法，操作简便、血

肿定位准确快捷，达到满意的血肿清除效果。

以上研究同时总结出以下经验，首先要求 CT 扫描尽量标准，能够清楚显示外耳道和眼球晶状体，扫描基线要求在水平方向上两侧对称，通过观察双侧眼球切面可以进行判断，明显不对称时可利用 CT 后处理软件进行重建调整。其次，穿刺方向尽量选择经额部穿刺，不仅可以避开脑膜中动脉和侧裂血管，而且穿刺方向与大部分血肿的长轴方向一致，有利于引流。以上 42 例患者均一次成功，穿刺深度为 5～9 cm，无一例发生穿刺道出血，引流管头端在引流期间始终位于血肿腔中心位置（图31～图34）。

总之，血肿穿刺引流术具有手术时间短、创伤小、安全性高、血肿引流满意等优点。穿刺引流术实际上也是目前各个医院，特别是基层医院普遍开展的手术方式。基于 OM 线 CT 扫描定位的欧米伽 -1 型颅脑穿刺导引器进行定位的方式相对现有方法具有一定优势（表8）。

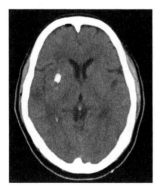 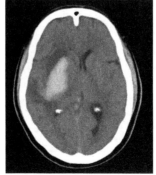

图31　右侧基底节区脑出血

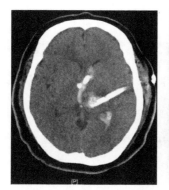
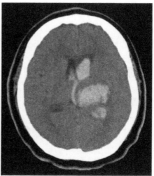

图 32　左侧丘脑出血破入脑室

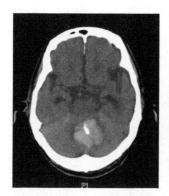
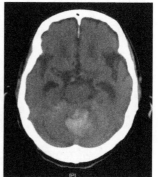

图 33　小脑出血

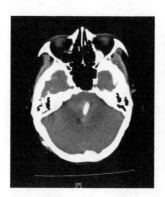
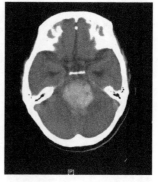

图 34　脑干出血

表 8　不同穿刺定位方式的优劣比较

| 穿刺方法 | 设备成本 | 术前准备时间 | 术中操作时间 | 精确性 | 安全性 | 技术难度 | 操作空间 | 射线暴露 | 设备、场地和人员占用 |
|---|---|---|---|---|---|---|---|---|---|
| 徒手穿刺 | 低 | 短 | 长 | 低 | 低 | 高 | 大 | 多 | 少 |
| CT 引导 | 高 | 短 | 长 | 较高 | 较高 | 较高 | 大 | 多 | 多 |
| DSA 引导 | 高 | 短 | 长 | 高 | 高 | 高 | 大 | 多 | 多 |
| 立体定向仪 | 高 | 长 | 短 | 高 | 高 | 高 | 小 | 少 | 多 |
| 影像导航 | 高 | 较长 | 短 | 高 | 高 | 较高 | 大 | 少 | 较多 |
| 手术机器人 | 高 | 较长 | 短 | 高 | 高 | 较高 | 大 | 少 | 较多 |
| 欧米伽 -1 型导引器 | 低 | 短 | 短 | 高 | 高 | 低 | 大 | 少 | 少 |

## 参考文献

1. HEMPHILL J C, GREENBERG S M, ANDERSON C S, et al. Guidelines for the management of spontaneous intracerebral hemorrhage：a guideline for healthcare professionals from the American Heart Association/American Stroke Association. Stroke, 2015, 46：2032-2060.

2. STEINER T, SALMAN RA S, BEER R, et al.European stroke organisation(ESO) guidelines for the management of spontaneous intracerebral hemorrhage. Int J Stroke, 2014, 9：840-855.

3. HANLEY D F, LANE K, MCBEE N, et al. Thrombolytic removal of intraventricular haemorrhage in treatment of severe stroke: results of the randomised, multicentre, multiregion, placebo-controlled CLEAR Ⅲ trial. Lancet, 2017, 389: 603-611.

4. MENDELOW A D, GREGSON B A, ROWAN E N, et al.Early surgery versus initial conservative treatment in patients with spontaneous supratentorial lobar intracerebral haematomas (STICH Ⅱ): a randomised trial. Lancet, 2013, 382 (9890): 397-408.

5. HANLEY D F, THOMPSON R E, ROSENBLUM M, et al.Efficacy and safety of minimally invasive surgery with thrombolysis in intracerebral haemorrhage evacuation (MISTIE Ⅲ): a randomised, controlled, open-label, blinded endpoint phase 3 trial.Lancet, 2019, 393 (10175): 1021-1032.

6. ZHOU X, CHEN J, LI Q, et al. Minimally invasive surgery for spontaneous supratentorial intracerebral hemorrhage: a meta analysis of randomized controlled trials. Stroke, 2012, 43 (11): 2923-2930.

7. KELLNER C P, CHARTRAIN A G, NISTAL D A, et al.The stereotactic intracerebral hemorrhage underwater blood aspiration (SCUBA) technique for minimally invasive endoscopic intracerebralhemorrhage evacuation. J Neurointerv Surg, 2018, 10 (8): 771-776.

8. SCAGGIANTE J, ZHANG X N, MOCCO J, et al. Minimally invasive surgery for Intracerebral hemorrhage. Stroke, 2018, 49 (11): 2612-2620.

9. FU C H, WANG N, CHEN H Y, et al.A novel simple puncture positioning

and guidance system for intracerebral hematoma.World Neurosurg, 2019, 131：e562-e569.

10. SCHAUMANN A, THOMALE U W.Guided application of ventricular catheters （GAVCA） -multicentre study to compare the ventricular catheter position after use of a catheter guide versus freehand application：study protocol for a randomised trail.Trials, 2013, 14：428.

11. FAM M D, HANLEY D, STADNIK A, et al.Surgical Performance in Minimally Invasive Surgery Plus Recombinant Tissue Plasminogen Activator for Intracerebral Hemorrhage Evacuation Phase Ⅲ Clinical Trial.Neurosurgery, 2017, 81 （5）：860-866.

12. ABDOH M G, BEKAERT O, HODEL J, et al.Accuracy of external ventricular drainage catheter placement.Acta Neurochir （Wien）, 2012, 154 （1）：153-159.

13. HSIEH C T, CHEN G J, MA H I, et al.The misplacement of external ventricular drain by freehand method in emergent neurosurgery.Acta Neurol Belg, 2011, 111 （1）：22-28.

14. 马宝林，方耀春，房正华，等 . 颅内血肿的简易精确体表定向及微创手术治疗 . 临床和实验医学杂志，2012，11 （4）：262-263.

15. 高俊峰，陈希，朱辉 . 颅内血肿微创双 X 定向法 . 中国医药指南，2013，7：268-269.

16. 官卫，杨常春，刘春波，等 . 简易经额部入路定向穿刺术治疗基底节区脑出血初步经验 . 中华临床医师杂志，2015，9 （4）：698-701.

17. 陈世超，孙伟建，赵峰.简易颅脑体表投射定向装置的探索.临床误诊误治，2012，4（25），49-51.

18. 相建，杜洪澎，李珍珠，等.3D 打印引导下脑干出血微创穿刺外引流术 1 例报告.中华神经外科疾病研究杂志，2017，16（2）：177-178.

19. LIU Y Q，SONG Z H，LIU C Y, et al.A novel surgical technique for spontaneous intracerebral hematoma evacuation.Neurosurg Rev，2020.

（魏大年　刘承勇）

# 多模态监护在脑出血监护与超早期鉴别中的应用

**46.** ICH 评分是目前用于脑出血严重性评价应用最广的评分方法，但临床医师的综合判断较规范化评分更为准确

临床分级有助于神经外科医师对创伤或卒中所致早期神经损伤做出及时的评价和处置。例如，国际通用的格拉斯哥评分（glasgow score，GCS）用于指导创伤性脑损伤的救治，NHISS 评分用于缺血性脑卒中的损伤评估，Hunt-Hess 量表和 WFNS 量表用于动脉瘤蛛网膜下腔出血严重程度的评价及 Spetzler-Martin 量表用于动－静脉畸形的救治等。这些分级量表在临床中很好地发挥了以下作用：促使病情的评估和预测标准化，促使医护人员学习交流简单化，促使临床治疗决策和临床试验登记入组的风险层级化。然而，专门应用于 ICH 的临床分级量表直到 21 世纪初期才开始陆续建立和推广使用。尽管目前还不清楚哪种量表最为

理想，但 ICH 评分是目前用于脑出血严重性评价中应用最广的评分方法。2001 年，Hemphill 及其同事在国际上首次提出了 ICH 评分，并指出该量表由 5 个部分组成，每个项目及其评分如下表所示（表9）。研究结果显示 0～5 分病死率依次为 0、13%、26%、72%、97%、100%，随着评分增高，其死亡率也相应增高。因此，该评分能将病情严重程度及预后等级化，快速预测病死率。十余年来，脑出血预后评分量表的准确性和可靠性已经获得多项权威临床研究的证实。

表 9　ICH 评分细则

| 危险因素 | 分值 |
| --- | --- |
| 格拉斯哥（GCS）评分 | |
| 3-4 | 2 |
| 5-12 | 1 |
| 13-15 | 0 |
| 脑出血体积（$cm^3$） | |
| ≥ 30 | 1 |
| ＜ 30 | 0 |
| 脑室出血 | |
| （＋） | 1 |
| （－） | 0 |
| 幕上出血 | |
| （＋） | 1 |
| （－） | 0 |
| 年龄（岁） | |
| ≥ 80 | 1 |

续表

| 危险因素 | 分值 |
|---|---|
| ＜ 80 | 0 |
| 总分值 | 0 ～ 6 |

GCS 评分指首发症状出现时（或复苏后）的 GCS 评分；脑出血体积采用 ABC/2 法计算首次 CT 体积所得；脑室出血的判断以首次头颅 CT 为准。

译　自：HEMPHILL J C 3rd, BONOVICH D C, BESMERTIS L, et al.The ICH score：a simple, reliable grading scale for intracerebral hemorrhage.Stroke, 2001, 32 (4)：891-897.

　　然而，也有研究对 ICH 评分的准确性提出了质疑。2016 年，来自耶鲁医学院的神经内科医师 David H wang 及其同事做了一项有趣的研究，在 121 例发病后 24 小时内收治入院的 ICH 患者中，分别应用分级量表和医护人员的主观判断预测了他们在第 3 个月的死亡率和功能预后情况。研究结果显示临床医师的经验性判断较 ICH 评分更为准确。上述结果可以从下述两个角度进行解释。在分级量表方面：①临床分级量表并不是万能的，在特定临床情况下容易出现一些难以解释的变异，就跟我们人类一样也会犯下错误；②当评分模棱两可时，会影响医师做出正确的判断；③临床医师对评分细则把握的不同会导致同一个患者的预后分级不同；④患者的回答具有一定的主观性。在临床医师综合判断方面：①一位经验丰富的临床医师具有量表无法比拟的优势，深谙各式各样的评估量表，他们所做出的主观评判一定程度上涵盖了量表的范畴；②他们清楚地知道哪些因素会主导患者预后的走向，例如发生常见并发症（肾衰、血凝障碍和糖尿病等）、早期临床恶化和血肿扩大、护理环节的薄弱等；③在预后等级评估模棱两可的情况下（患者出现中等量的脑出血及中等程度的 GCS 评分），临床医师及时地实施血肿清除术、脑室外引流术及对症支持治疗能最大限度地改善脑出血患者预后；④临床医师还掌握着许多行之有效但尚未被循证医学证实的治疗手段。

在接下来的脑出血救治实践过程中，我们需要明确量表在哪种情况下更加优于临床医师的经验性判断，尤其是对于中等量脑出血的患者。更加值得我们注意的是，量表只是人类发明的评估工具，主要用于辅助临床医师在疾病早期做出合理的评估并实施决策，而不能盲目地把它照搬到每一个患者身上，切忌被牵着鼻子走。此外，量表的发明人在推广初期也曾警告过大家，单纯依靠量表来评估个别患者预后的做法有待商榷，因为来自临床医师的综合判断同样重要。

## 47. 颅内压监护作为脑出血后病情监护的最重要手段，预警病情变化，指导干预时机，但其侵入性特点具有危险性

颅内压是指颅腔内容物对颅腔壁所施加的压力。成人颅腔容积相对固定，正常情况下颅腔内容物（脑组织、血液和脑脊液）总容积和颅腔容积保持动态平衡，从而使颅内压维持在正常水平。当颅脑损伤引起颅内出血、脑水肿或者脑积水时，颅内压的动态平衡便会被打破，导致颅内压升高。据文献报道，约 1/3 的

脑出血患者在发病 24 小时之内会出现血肿扩大，致使颅内压急剧升高，大脑中线移位，加速神经功能损害。此外，脑出血患者在发病数小时内便开始出现血肿周围脑组织水肿，1 ～ 2 周达到水肿高峰，最终导致了颅内压持续性的升高甚至形成脑疝。既往研究还显示，约半数的脑出血患者会并发脑室出血，而血肿对脑室系统造成的机械性压迫或者脑室内积血造成的脑室通道堵塞均会诱发急性脑积水的出现，促使颅内压急剧增高，严重威胁着患者的生命。由此可见，积极的颅内压监护在脑出血救治过程中显得尤为重要。

颅内压监测的原理是将颅内压探头以有创的方式植入到脑实质或脑室内，然后连接到外部压力传感器获取实时的颅内压数值。其临床价值主要体现在以下几点：①早期发现进展性脑损害，如颅内血肿、脑水肿和脑积水的形成或加重；②通过监测颅内压，保持充分的脑灌注压，防止脑缺血缺氧；③引流脑脊液有助于控制颅内高压及观察脑脊液的性状；④为各类治疗的确切效果提供客观评价的依据；⑤帮助脑出血患者做出评估预后。尽管颅内压监护早已经被写进了创伤性脑损伤的临床救治指南，但与脑出血后颅内压升高和处理有关的临床文献报道并不多见。2014年，德国海德堡大学神经内科和外科医师首次联合阐述了 121 例颅内压监护与昏迷脑出血患者预后的相关性。研究结果显示，平均颅内压、颅内压可变性及颅内压＞ 20 mmHg 的出现频次均与脑出血死亡率和不良预后呈现了独立相关性，提示颅内压监护可以帮助改善脑出血患者的死亡率和致残率。然而，作为一种有创性的植入操作，颅内压监护同样有诱发感染和再出血的风险。在一项纳入了108例接受脑实质内颅内压监测的研究中，出现继发性颅内感染的患者约占2.9%，发生脑内再出血的患者占到了2.1%。

尽管脑出血后的颅内压监护尚未受到足够的临床重视，但在一定程度上我们可以参照其在创伤性脑损伤救治中的使用指征和注意事项，不断开展持续的、规范化的临床研究以充分验证颅内压监护对脑出血治疗的有效性和安全性。随着科学技术的不断发展，越来越多的无创性颅内压监测技术开始运用到临床，如视神经鞘直径、视网膜静脉压或动脉压、经颅多普勒超声和鼓膜移位等，它们不仅能够精确地记录颅内压的实时变化，还可以减少感染和再出血发生的风险，有助于最大限度地降低脑出血死亡率，改善神经功能障碍。

## *48.* 电生理技术可为患者功能恢复提供客观指标

约80%的高血压脑出血发生在壳核和内囊区，该区域集中了全身运动和感觉的上下行神经传导束，正是由于内囊结构遭到破坏，引起了典型的脑出血患者"三偏"综合征，"三偏"主要表现为对侧偏瘫、偏身感觉缺失和同向性偏盲。CT和MRI等现代影像学技术可准确显示血肿所在位置、大小及与邻近脑组织的关系，但不能评价病变区域的功能障碍情况。而神经电生理检查可以敏感地反映病灶周围皮层及其联系纤维的受损程度，反映脑出血时脑功能障碍的状态，有助于指导临床神经外科医师准确判断病情、合理选择治疗方式。诱发电位（evoked potential，EP）是神经系统在感受外来或内在刺激时产生的生物电活动，能够用于对躯体感觉、视觉等感觉通路及运动通路损伤的客观性评价，尤其适用于脑出血患者。例如，视觉诱发电位（visual evoked potential，VEP）是对视神经进行光刺激时，经头皮记录枕叶皮质产生的电活动。视束、外侧膝状体、视辐射及视皮层病变均可导致病灶对侧同向性偏盲，当内囊后肢发生出血时会引起同侧视辐射受累，随着脑出血病情的变化 VEP 也会发生相应的改变，故作为一种动态监测手段，VEP 可用于视觉损伤严重程度的判断及功能恢复的客观评价。躯体感觉诱发电位（somatosensory evoked potential，SEP）是刺激肢体末端感觉神经，在躯体感觉上行通路不同部位记录的电位。当内囊丘脑辐射区域出血时会引起躯体上行感觉传导束 – 丘脑皮质束的破坏，导致患者对侧肢体深、浅感觉障碍。而 SEP 在一定程度上反映了特异性躯体感觉传入通路、脑干网状结构及大脑皮层的机能状态，可为脑出血感觉功能恢复的评价提供客观指标。运动诱发电位（motor evoked potential，MEP）是通过电或磁信号刺激大脑皮质运动区或脊髓前角，在肢体相应部位肌肉记录到的复合肌肉动作电位。上运动神经元发出的皮质脊髓束穿过内囊后肢，经锥体交叉至对侧脊髓支配着对侧肢体的活动，因而内囊出血会破坏锥体系统引起对侧躯体运动障碍。MEP 是唯一能在患者清醒状态下进行的针对患者运动功能的非侵袭性检查，并能对患者运动功能做出客观定量评定。它是反映患者锥体束损伤严重程度的客观证据，并可与 SEP 互为补充，全面反映神经系统运动和感觉通路的功能。

神经电生理作为一种无创、简便、经济的功能性检查手段，在早期，可以对脑出血患者神经功能损伤严重程度及预后做出客观评价，帮助临床医师选定治疗措施；在治疗过程中，动态监测电生理变化可以有效反映病情进展，帮助神经科医师及时调整治疗策略；在恢复期，可以定期检测神经功能恢复情况，帮助康复科医师制订合理的神经康复理疗方案。

## *49.* 生物电阻抗技术为脑出血患者提供脑水肿动态监护手段

脑出血患者在出血早期由于血液代谢产物对血脑屏障的破坏及神经细胞毒性作用，容易在血肿周围形成水肿带。研究表明：血肿周围水肿（perihematomal edema，PHE）的形成与脑出血血肿量密切相关，但并非脑出血患者预后的决定性指标。而血肿周围水肿的形成可引起急性占位效应，导致颅内压升高，如果任由其发展，甚至可能形成脑疝。所以早期发现血肿周围水肿形成，对于指导医师及时采取治疗措施具有关键的临床意义。目前临床医师主要依靠核磁共振成像的某些特定序列（如 $T_2$ 相、Flair、DWI 等）综合诊断。而由于磁共振检查耗时长，花费较高，使用条件高，目前在脑出血的临床诊治中未能像头颅 CT 一样作为常规性的检查项目广泛应用。另外，磁共振检查只能提供瞬时性的断面信息，无法对脑出血患者血肿周围水肿的形成进行动态实时的监护。

20世纪末兴起的一种无创生物电阻抗检测技术，可通过检查区域内电磁场传播速度与衰减梯度（如相位、幅度等变化）判断生物组织病变情况。Schuier等于1980年首次将脑电阻抗检测用于脑水肿监测，而1997年Demirci等将该技术用于揭示脑外伤大鼠模型脑水肿高峰期，并通过它检测细胞外的体积分数与神经细胞水肿。脑电磁场的分布取决于组成场域的各种物质（包括水分子、蛋白质及脂肪组织等）的三维结构、体积和电阻抗；而电流场的改变会在场域表面以某种物理量的改变体现出来。根据这一学说，当血肿周围水肿形成，对人脑的导电性产生干扰，必然会使脑组织的电磁分布重排，从而导致边界电位的改变。脑出血早期出现的多为血脑屏障损伤所致的血管源性水肿，毛细血管中的水分更多地渗出到细胞外液，而电流主要通过细胞外液穿过组织，细胞外液的增多引起所含的电解质相对性降低，组织电阻抗必然有所增加。因此，可以通过测量边界电位的改变值，了解出血侧半球电阻抗变化，通过无创动态监测脑出血患者血肿周围水肿形成情况，指导医师进一步治疗。

电阻抗技术虽然不能提供三维空间成像，但其实时无创监测的特点更适合应用于神经重症患者的无创脑水肿监护中，提供长时程电阻抗信息更便于脑水肿早期预警的应用。

## 50. 无创近红外脑氧监护可提供脑皮层循环状态的直观监测

对于脑出血患者的监护，我们目前主要关注其影像学与颅内压变化。头颅 CT 扫描可于早期发现颅内血肿，早期进行血肿清除，以缓解颅内压增高症状。而颅内压监护的主要目的是及时发现并改善脑灌注和脑血流下降的情况，同时减少脑组织由高压区向低压区的位移，预警脑疝形成。血肿周围神经细胞缺血、缺氧是脑出血后继发性脑损伤的核心环节。但 CT 与颅内压监测主要反映的是脑结构与灌注的改变，并未直接显示脑组织微环境的氧供应情况。

目前，临床常用的脑氧监测手段包括脑组织氧分压监测和经颅近红外线频谱法脑氧饱和度监测两种，前者为有创监测，后者则是利用近红外光谱对携氧血红蛋白的特征反射光所进行的无创监测。近红外光谱是一种能对脑组织氧合情况进行非侵入性的实时监测技术。近红外光波波长是 650 ~ 1000 nm，它对生物组织具有穿透性（如皮肤、皮下组织、颅骨等），且较少被散射。氧合血红蛋白(oxyhemoglobin, $HbO_2$)和还原血红蛋白(hemoglobin, Hb）是近红外光在颅内的主要吸收体，$HbO_2$ 在 850 ~ 1000 nm 附近谱段出现吸收峰值，而 Hb 在 740 nm 处出现吸收峰。目前，应用于临床的脑血氧无创监测仪可以利用近红外光谱所发射出无损伤性的低密度射线，通过患者前额的探头穿过颅骨到达大脑皮层，在接收端接受被反射的近红外线，记录不同波段的近红外光吸收比率，从而计算含氧血红蛋白和还原血红蛋白比率，以达到无创监测大脑双侧半球皮层的血氧饱和度（oxyhemoglobin saturation，$SaO_2$）。早期发现出血侧脑氧供应障碍对病情预警与指示预后有关键作用。

目前，近红外光谱技术应用于脑氧监护有两点劣势：首先，在红外线投射路径中包括头皮与硬膜的血供信号，这点可以通过双接收探头滤过这部分噪音信号；其次，红外线对于组织的穿透深度只有 3 cm，这是其物理学的局限性，难以突破，所以该项技术只能用于脑皮层的缺血缺氧的发现与监护，对于脑深部病变尚无法识别。

## 51. 微透析监测可早期发现脑组织代谢功能障碍

现应用于脑出血患者的临床监护与治疗手段主要是从宏观角度着手，如影像学检查、颅内压监护、去骨瓣减压、血肿清除等，以改善颅内压、脑灌注、脑血流和脑氧含量等为目的。但仍有部分脑出血患者在各项监护指标中表现良好，最终结局却预后不良。

近年来，研究的热点转向细胞、亚细胞和分子的微观层面，揭示了脑出血所致创伤的病理、生理学过程，其中因血肿占位效应所导致的周围神经细胞三羧酸循环解偶联，线粒体氧化磷酸化反应障碍，丙酮酸（pyruvic acid，Pyr）无法正常有氧酵解产生 ATP 供能，只有通过无氧糖酵解生成乳酸（lactic acid，La）。众所周知，消耗等量的葡萄糖无氧糖酵解产生的 ATP 只有线粒体氧化磷酸化反应的 1/18，产能的减少将导致神经细胞的失能。因此，线粒体氧化磷酸化反应障碍可能是脑灌注压正常的情况下脑出血患者预后不良的原因。

微透析作为一种化学采样技术，将半透膜置于特定脑区，可测定脑部微环境中某些化学物质的含量，包括葡萄糖、乳酸、丙酮酸、谷氨酸和甘油等。根据瑞典 Lund 大学神经外科医师所提出的 Lund 定律，对神经重症患者进行多模态监护（包括颅内压、脑氧含量及微透析）可以鉴别导致患者不良预后的因素。如果患者发生局部脑缺血（低灌注），微透析结果（图 35）会显示 La水平增高伴随 Pyr 水平的下降，而氧供正常的条件下，神经细胞线粒体氧利用失能则会引起 La 水平增高的同时 Pyr 水平正常甚至上升。鉴别诊断这两个不同的病理生理过程对临床医师采取下一步治疗措施有重要的指导作用。

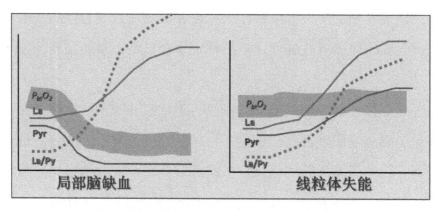

图 35　微透析检测鉴别局部脑缺血与线粒体失能

## 52. 联合电阻抗技术、脑温、脑氧监测及 A 型超声的多模态监护用于卒中超早期鉴别诊断

不论是缺血性还是出血性卒中，在发作的超早期都是以偏瘫、偏身感觉障碍、偏盲、意识丧失等症状作为首发症状，故在影像学检查之前难以鉴别。目前，对于出血性脑卒中超早期尚无疗效明确的治疗手段。而急性缺血性卒中（acute ischemic stroke，AIS）的治疗关键在于尽早开通闭塞血管、恢复血流以挽救缺血半暗带组织，减少后期功能障碍。根据 AHA2015 年更新的最新版《急性缺血性卒中患者早期血管内治疗指南》显示：缺血性卒中的治疗关键在于发病 3 ～ 4.5 小时内进行积极的静脉 rt-PA 溶栓治疗，或 6 小时内血管内治疗，实现梗死血管的再通，挽救缺血半暗带。缺血性卒中诊断和溶栓治疗时间点直接影响患者的预后，所以对于缺血性卒中来说，时间就是大脑。

一项纳入 14 702 例中国缺血性卒中患者的临床研究结果表明：我国仅有 21.5% 的缺血性卒中患者在发病后 3 小时内入院，其中仅有 2.4% 的患者接受溶栓治疗，能够从此项治疗中获益的患者不足 3%。我国绝大多数缺血性卒中患者无法在推荐的溶栓时间窗内接受治疗的主要原因在于，出血性和缺血性卒中在发病超早期依靠症状和体征难以鉴别，而溶栓治疗用于出血性卒中患者会导致血肿扩大甚至威胁患者生命，其误诊风险巨大，入院后完善相关影像学检查后患者发病时间可能已经超过了溶栓时间窗。德国柏林市政府在西门子公司的赞助下，在市属医院卒中救

护车上均配备了小型移动 CT，有效地缩短了呼叫 120 到溶栓或取栓治疗的时间。在院前急救阶段进行影像学检查所需费用高昂，在中国基层医院中无法推广普及；入院后再行常规影像学检测，则可能因耗时较长造成错过溶栓治疗时间窗。所以，寻找一系列超早期院前甚至可配备于救护车上的诊断技术，满足无创、快速、便携且相对价廉的要求，联合应用提高特异率与敏感性。在院前排除脑出血患者，减少溶栓误诊风险，前移溶栓战线，提高我国静脉溶栓率，对于改善缺血性卒中患者预后具有重要临床意义。

人体脑部的血液供应主要来自前后循环系统：双侧颈内动脉系统和椎动脉系统。不论是脑血栓形成，还是脑栓塞所导致的急性缺血性卒中，都会造成患侧血流量急剧减少。额面部皮肤的温度主要来自颈外系统的血管分支维持，而眶上的部分区域则由同侧眼动脉的分支眶上动脉、滑车上动脉供血，眼动脉则直接发自于颈内动脉眼段。按照此原理，缺血性脑卒中患者（特别是前循环梗死患者）患侧眼动脉血流量较对侧明显减少，进而双侧眶上区皮肤可形成温差，患侧颅外温度会低于健侧。对于急性脑出血，病变相对来说比较局限，不会造成颅外温度变化，进而可利用双侧眶上区温差在超早期鉴别缺血性与出血性卒中。

利用生物电阻抗信息，同样可以动态监护卒中超早期脑水肿的发生、发展。在大面积梗死发生的早期，缺血区脑组织会呈现逐步加重的弥漫性水肿反应，生物电阻抗变化较为弥散。出血性脑卒中早期血肿周围脑组织的水肿并未形成，电阻抗的变化主要反映局部血肿，较缺血性改变更为集中。另外，本课题组在猕猴卒中模型中发现，电磁场内的全频相位斜率在出血和缺血超早期变化呈相反趋势，这有望成为超早期鉴别两者的指标。

在缺血性脑卒中发生早期，血管的闭塞造成受累及的脑组织 $SaO_2$ 快速下降，上文提及的近红外光谱技术可以敏感地反映发病早期的脑皮层氧含量下降趋势。而出血性脑卒中虽然有血肿应力压迫造成局部脑组织缺血，而这种降低在出血早期并不明显，近红外光谱技术也有望成为卒中类型早期的无创鉴别依据。

A 超作为一种只提供一维图像的超声扫描方法，用波峰显示不同组织界面，而无法如 B 超提供良好的组织二维轮廓分辨率，但较 B 超有更低的频率和更高的颅骨穿透力。头颅 A 超的超声波从颞部射入，可以通过反射效应得到一维图像，显示大脑镰（中线）与双侧颞骨间距。而早期的出血性卒中（特别是在出血量较大的情况下），会导致大脑中线的偏移，通过 A 超波峰间距的变化，我们能够于早期床旁发现血肿形成导致的中线偏移，同时在可能的条件下引导血肿的穿刺引流。A 超技术也可以作为早期筛选导致中线偏移的脑出血的重要手段。

## *53.* 脑出血后小胶质细胞激活与表型转换在继发性损伤中扮演关键角色，调整这一过程的药物具有良好的应用前景

脑出血后脑损伤主要表现为原发性和继发性损害两大类。原发性脑损伤是指在发病早期脑内血肿、脑水肿的形成或扩大造成的脑组织机械性损害，往往是难以逆转的；继发性脑损伤是指损伤的脑组织和血液分解过程中形成的代谢产物，如血红蛋白、铁、凝血酶等，诱导多种炎症细胞激活引起的脑组织炎性损害和氧化应激。越来越多的研究表明，小胶质细胞活化是 ICH 继发性脑损伤的关键环节。ICH 后血肿灶周围小胶质细胞第一时间对损伤做出反应，随后分泌出多种化学趋化因子，将外周血液中的炎性反应细胞（单核细胞、中性粒细胞、淋巴细胞等）趋化入脑。随后，这些细胞释放的大量促炎因子又会进一步促使更多的小胶质细胞 / 巨噬细胞活化，导致促炎毒性因子急剧增多，造成"炎症瀑布级联效应"，严重影响 ICH 患者的预后。因此，研究人员开始提出，可以通过抑制小胶质细胞活化的方式来缓解 ICH 后继发性脑损伤。许多动物实验研究陆续证实了抗炎药物，如米诺环素、PPAR-γ 激动剂罗格列酮和 TLR-4 受体阻滞剂等，在不同的脑出血动物模型中都发挥了较强的神经保护作用。然而，相关的临床药物试验尚未在 ICH 患者中开展。根据既往数十年的临床实践结果，我们发现几乎所有针对脑缺血或颅脑创伤患者的抗炎治疗都相继宣告失败。基于这样的结局，我们不得不反思未来

ICH 抗炎治疗的漫漫长路该如何继续走下去。

　　越来越多的研究发现，小胶质细胞不单单是发挥促炎效应的关键参与者，还有保护血脑屏障、加速血肿清除的神经保护功效。作为脑内的重要胶质细胞，在受到损伤刺激因子的刺激后，激活的小胶质细胞会发生极化，向 M1 型（促炎型）和 M2 型（抗炎型）两个方向转化。其中，M1 型小胶质细胞会大量表达 TNF-α、IL-1β、IL-6、IL-12 等促炎因子；而 M2 型小胶质细胞会分泌 TGF-β、IL-4 和 IL-10 等抗炎因子。大鼠 ICH 实验研究发现，M1 型小胶质细胞的标记物（CD16，iNOS）在术后 4 小时便达到高峰，持续 3 ～ 7 天；而 M2 型小胶质细胞的标记物（CD16，iNOS）出现的更晚，到术后 24 小时才到达高峰，第 7 天开始下降，提示 ICH 后的早期损伤与小胶质细胞向 M1 型极化有关，而亚急性期的 M2 型小胶质细胞可能参与了 ICH 的血肿清除和组织修复。鉴于此，一些学者提出了调控小胶质细胞极化的 ICH 治疗观点，即抑制 M1 样反应减轻神经炎症，促进 M2 样反应加速神经重建。例如，芬戈莫德、去铁敏、米诺环素、TLR4 拮抗剂和青藤碱等药物分别在临床 Ⅱ 期试验或动物研究中发挥了抑制 M1 或增强 M2，或者促进 M1 向 M2 转化的效果（图 36），有望成为 ICH 的救治新药（图 37）。

　　然而，也有研究指出，M1 型和 M2 型小胶质细胞在损伤不同阶段起着同样关键的组织修复作用，ICH 后持续性的 M2 优势状态可能会破坏天然免疫系统引起严重的不良反应。因此，在

ICH 治疗过程中，应当考虑在适当的时间对表型进行合理的调控，方能最大限度地优化血肿清除与脑组织修复的自然进程。

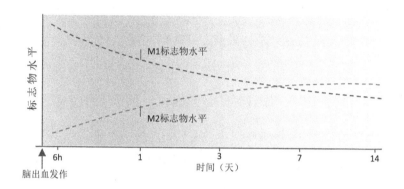

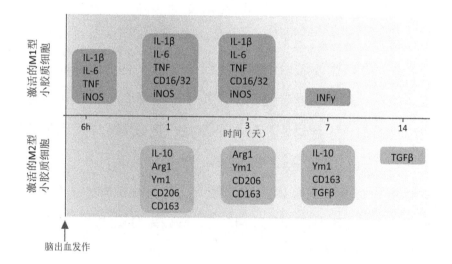

**图36 ICH 后小胶质细胞标志物水平随时间的发生动态变化**

引自：LAN X, HAN X N, LI Q, et al.Modulators of microglial activation and polarization after intracerebral haemorrhage.Nat Rev Neurol, 2017, 13（7）：420-433.

| 药物 | 作用形式 | 小胶质细胞效应 | 研究阶段 |
|------|----------|----------------|----------|
| 芬戈莫德 | S1PR激动剂 | 减轻M1型小胶质细胞反应 | Ⅱ期临床 |
| 去铁敏 | 铁螯合、血肿清除 | 减轻M1型小胶质细胞反应 | Ⅱ期临床 |
| 米诺环素 | 铁螯合、血肿清除 | 减轻M1型小胶质细胞反应 | Ⅰ期、Ⅱ期临床 |
| 瑞舒伐他汀 | 脂代谢 | 促进M1型向M2型转化 | Ⅱ期临床 |
| 促红细胞生成素 | 抗炎反应 | 减轻M1型小胶质细胞反应 | Ⅱ期临床 |
| 松属素 | TLR4抑制剂 | 减轻M1型小胶质细胞反应 | 临床前研究 |
| 瑞沙托维 | TLR4抑制剂 | 减轻M1型小胶质细胞反应 | 临床前研究 |
| 青藤碱 | 抗炎反应 | 增强M2型小胶质细胞反应 | 临床前研究 |
| 雷帕霉素 | mTOR激动剂 | 增强M2型小胶质细胞反应 | 临床前研究 |

**图 37  以小胶质细胞极化调控为治疗靶点的 ICH 药物**

引自：LAN X，HAN X N，LI Q，et al.Modulators of microglial activation and polarization after intracerebral haemorrhage.Nat Rev Neurol，2017，13（7）：420-433.

## *54.* "豆纹动脉神经复合体"损伤可能是脑出血导致不可逆性脑水肿的关键因素

高血压脑出血目前的研究模式也和脑缺血传统研究模式类似，但对其发生关注少，对其发展也只注重以单一神经元保护的研究模式。多注重分子途径的阐明，鲜有针对发生、发展过程系统网络的构建。故而这种以单一因素为靶点的传统研究模式难以取得突破性进展，需要将"血管－血流－神经核团－内囊纤维束"作为整体考虑，提出符合高血压脑出血自身特点的、特异性的研究模式。结合丘脑基底节区独特的解剖结构特点，我们拟将豆纹动脉和丘脑基底节区作为一个整体来研究，提出"豆纹动脉神经复合体（lenticulostriate-artery neural complex，LNC）"的解剖概念（图38），以便整体系统地研究高血压脑出血发生、发展的系统网络机制，它包含了豆纹动脉及其血流动力系统，神经核团丘脑–下丘脑系统和内囊白质纤维束系统。以豆纹动脉神经复合体这一特定而又具有代表性的整体结构为模式，转变思路，系统考虑血流动力学、血管损伤破裂、血肿应力损伤、白质纤维束、神经元核团（丘脑、下丘脑）、血液成分及其代谢产物、免疫炎症反应等综合因素在脑出血发生、发展中的作用和机制，对高血压脑出血的研究具有重要意义。

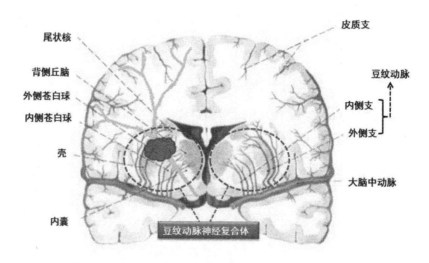

图 38　豆纹动脉神经复合体出血模式（彩图见彩插 15）

脑出血后早期，在血肿周围即可发现脑水肿产生，一般可分为血管源性脑水肿和细胞毒性脑水肿。豆纹动脉神经复合体作为独特的结构单元与周围组织和器官建立功能联系，其功能发挥受周围神经和组织影响。脑出血后血肿压迫豆纹动脉神经复合体区域，可对下丘脑造成应力损伤，刺激下丘脑背侧核团，通过下丘脑－垂体束促进垂体 TSH、ACTH、FSH 的分泌增多。另外，高血压脑出血后血液成分也对神经细胞产生毒性作用，释放神经递质介导神经冲动的发放，下丘脑神经核团接受损伤信号促使下游激素释放。因此，高血压脑出血后豆纹动脉神经复合体损伤可能是导致不可逆脑水肿的关键环节。而豆纹动脉神经复合体损伤通过何种途径影响下丘脑的结构和功能变化，相关机制仍然不清楚，也缺乏足够的向临床转化的干预药物，因而脑出血的占位效应及并发脑水肿后的死亡率、致残率仍然居高不下，有待深入研究。

豆纹动脉神经复合体损伤可通过异常神经冲动致使受累区域皮层播散性抑制（cortex spreading depression，CSD）。一方面，脑出血后可诱发间脑癫痫，间脑癫痫发作刺激下丘脑－垂体束，导致 ADH 等激素水平增加，进而引起低钠血症，加重脑水肿并易化 CSD；另一方面，本课题组冯华教授发现出血性脑卒中后可通过超极化激活环化核苷酸门控阳离子通道（HCN 通道）引发 CSD，而 CSD 可导致豆纹动脉神经复合体代谢产物异常促成脑水肿，与血肿共同作用压迫脑组织，使脑组织电阻（IMP）增加，从而易化 CSD，最后加剧继发性损害，导致患者预后不良。

## 参考文献

1. PALACIO S，HART R G. Regarding article "Guidelines for the management of spontaneous intracerebral hemorrhage：a guideline for healthcare professionals from the American Heart Association/American Stroke Association". Stroke，2011，42（2）：e23.

2. HWANG D Y，DELL C A，SPARKS M J, et al. Clinician judgment vs formal scales for predicting intracerebral hemorrhage outcomes. Neurology，2016，86（2）：126-133.

3. SYKORA M，STEINMACHER S，STEINER T，et al. Association of intracranial pressure with outcome in comatose patients with intracerebral hemorrhage. Journal of the neurological sciences，2014，342（1/2）：141-145.

4. GANSLANDT O，MOURTZOUKOS S，STADLBAUER A，et al. Evaluation of a novel noninvasive ICP monitoring device in patients undergoing invasive ICP monitoring：preliminary results. J Neurosurg，2018，128（6）：1253-1660.

5. KOOIEM W. Measuring cerebrovascular autoregulation in preterm infants using near-infrared spectroscopy：an overview of the literature. Expert Rev Neurother，2017，17（8）：801-818.

6. MUZEVI C D，SPLAVSK I B. The Lund concept for severe traumatic brain injury. Cochrane Database Syst Rev，2013，12：CD010193.

7. MAXIME V L，ERNESTO D，JUAN P，et al.Low-gradient single-sided

NMR sensor for one-shot profiling of human skin. Journal of Magnetic Resonance，2012，215：74-84.

8. POWERS W J.2015 American Heart Association/American Stroke Association Focused Update of the 2013 Guidelines for the Early Management of Patients With Acute Ischemic Stroke Regarding Endovascular Treatment：a guideline for healthcare professionals from the American Heart Association/American Stroke Association. Stroke，2015，46（10）：3020-3035.

9. GOYAL M，MENON B K，VAN ZWAM W H，et al. Endovascular thrombectomy after large-vessel ischaemic stroke： a meta-analysis of individual patient data from five randomised trials. Lancet，2016，387（10029）：1723-1731.

10. LAN X，HAN X，LI Q，et al. Modulators of microglial activation and polarization after intracerebral haemorrhage. Nature reviews Neurology，2017，13（7）：420-433.

11. ZHOU Y，WANG Y，WANG J，et al. Inflammation in intracerebral hemorrhage：from mechanisms to clinical translation.Prog Neurobiol，2014，115：25-44.

12. ZHANG Z，LU H，YANG Q，et al. Microglial polarization and inflammatory mediators after intracerebral hemorrhage. Molecular neurobiology，2017，54（3）：1874-1886.

13. LI B，LUO C，TANG W，et al. Role of HCN channels in neuronal hyperexcitability after subarachnoid hemorrhage in rats. The Journal of neuroscience ：the official journal of the Society for Neuroscience，2012，32（9）：3164-3175.

（谭　亮　陈前伟　杨川艳　王　诗）

# 50 mT 移动 MRI 卒中单元介绍

## 55. 脑卒中救治：时间就是大脑

早在 2008 年，国家卫生健康委员会发布的第三次全国死因调查数据显示，脑血管病就已超过恶性肿瘤居我国居民死因顺位第一，而其在农村地区的致死率远高于城镇地区，更反映了我国脑血管意外基层急救体系亟待提高。一项由中国疾病预防控制中心于 2016 年发布于 *Lancet* 杂志的研究显示：我国 27 个省份人口的损伤生命年数（year of life lost，YLL）的首要原因都为脑血管意外。脑血管病根据发病机制主要分为缺血性和出血性卒中，其中，急性缺血性卒中（acute ischemic stroke，AIS）约占全部脑卒中的 80%，如图 39。缺血性卒中治疗的关键在于尽早开通闭塞血管，恢复血流以挽救缺血半暗带内的神经细胞，减少死亡率和后期功能障碍。我国绝大多数缺血性卒中患者无法在推荐的溶栓时间窗内接受治疗的主要原因是出血性和缺血性卒中在发病超早期依靠症状和体征难于鉴别，而溶栓治疗用于出血性卒中患者会导致血肿扩大甚至威胁患者生命，其误诊风险巨大。

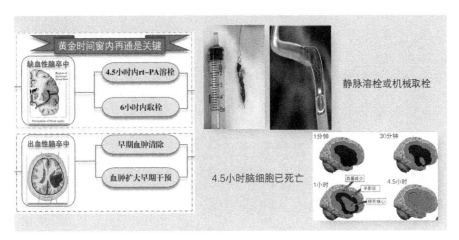

图 39　卒中分型与发病机制（彩图见彩插 16）

　　德国柏林市政府在西门子公司的赞助下，在市属医院卒中救护车上均配备了小型移动 CT，有效地缩短了呼叫 120 到溶栓或取栓治疗的时间。在院前急救阶段进行影像学检查所需费用高昂，在中国基层医院中无法推广普及；入院后再行常规影像学检测，则可能因耗时较长错过溶栓治疗时间窗。因此，寻找一种能够配备于救护车上的，价格低廉、操作简便的超早期院前无创性卒中诊断系统，快速筛选出缺血性卒中病患进行早期溶栓，具有十分关键的临床意义。目前，临床上主要依靠多模态头颅影像学手段（CT 平扫、CTA、CTP、MRI、MRA 等）鉴别诊断早期卒中类型，排除出血性卒中，以实现早期无风险溶栓。但现有影像学设备及射线防护装置都较为笨重，移动性差，多配置于院内。因此，寻找一种能够配备于救护车上的，图像化诊断、操作简便的超早期院前无创性卒中诊断系统，快速筛选出缺血性卒中患者进行早期溶栓，具有关键的临床意义。

## *56.* 移动卒中单元的进展与困境

针对卒中诊治这一与时间赛跑的特点，除了完善院内卒中绿色通道外，目前学界提出转换思维模式，应用移动卒中单元（mobile stroke unit，MSU），前移救治战线至院外，变传统急性脑卒中"固定医疗资源，而转运患者"的急救模式为"固定患者，而转运医疗服务"的新模式，提前诊治时间窗。第一辆移动式卒中单元原型车于 2010 年在德国柏林诞生，由于其造价不菲，由西门子公司捐赠柏林市政府 12 台予以市内应用。美国德克萨斯州立大学健康科学中心于 2014 年 5 月启动了一项使用移动卒中单元对卒中治疗的价值研究（BEST-MSU 试验），试图比较使用 MSU 与传统方法在卒中急救管理模式中的安全性和有效性，证明 MSU 可有效提高有效时间窗内溶栓率。目前国内也相继出现相关概念的车辆，2017 年 5 月 21 日，由南京依维柯汽车有限公司携手美中互利医疗有限公司联合研发的中国首台移动 CT 脑卒中救护车在国家会议中心正式交付河南省人民医院，车内配备可移动 Cere Tom CT 扫描仪、车载急诊抢救设备、移动生化实验室、信息化系统（包括移动卒中业务系统、远程放射交互模块、头戴式视频会诊系统）等全套移动卒中救治设备，如图 40。2018 年，广东省第二人民医院成功研发华南地区首台移动 CT 救

护车，其造价高达 1500 万元。移动 CT 救护车其成像原理为 X
线束断层扫描，必然伴随辐射风险，对于随车医护人员及司机都
有长期辐射作用。如需到达社区辐射量国家标准，必然需要十余
吨铅板作为防护，其车载重量必然难以应用于都市道路。移动
CT 亦是一个小型放射源，其核泄漏风险也不容忽视。早期缺血
性卒中病灶，如未发生脑水肿，24 小时内无法被 CT 成像发现，
可能发生漏诊。另外，移动 CT 救护车造价高昂，动辄上千万人
民币，是多数基层医院无法承担的。

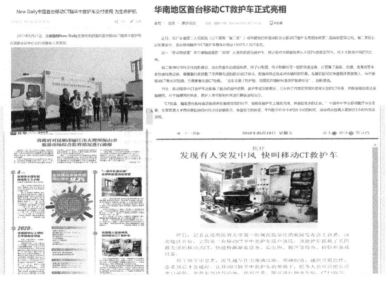

图 40　移动卒中单元概念受追捧

　　目前 MRI 车载化形成真正意义的救护车尚属空白。国内首
台磁共振诊疗车驰影 A30 于 2017 年第 77 届中国国际医疗器械
博览会亮相，但由于成像系统重达十几吨，只能用奔驰卡车底盘

承载，体积庞大，难以应用于市区急救，仅能用于灾难救援与移动医院。而在2019年4月美国华盛顿特区举行的"美国脑计划"年度会议上，来自明尼苏达大学的 Garwood 教授展示了便携式 MRI，其自重只有1000磅，不需特殊屏蔽，实现直立式成像，旨在建立"一个更便宜、更小的大脑核磁扫描仪"。该设备通过优化序列实现小型化，其作为美国五年脑计划的重要成果，受到了学界的关注。

## 57. 脑卒中诊断及监护研究现状：缺乏长期有效的无损伤检测方法和设备

目前对于脑卒中检测主要有两大类：非影像类和影像类检测。非影像类检测主要是颅内压监测，该方法需要行开颅手术，放入压力应变单元，有创地检测患者颅内压力的变化，这种方法简单直接，但是存在颅内感染的风险，可能直接导致患者死亡。对医务人员来说，颅内压检测的准备工作非常复杂，对操作也有很高的要求。因此，无创的影像类检测无疑是更好的检测手段。目前针对颅脑检测的主流影像类检测手段有以下4种。

（1）MRI

MRI 是成熟的检测手段，成像质量高，对患者无伤害。但是现有的医学核磁共振设备普遍具有价格昂贵、体积巨大、重量重等缺陷，无法应用于床旁的实时监护，同时患者需要到专门的科室排队进行磁共振成像检查，非常不方便，这使得核磁共振成像在脑卒中这类病变迅速的疾病检测和诊断中几乎没有用武之地。

（2）CT 成像

CT 技术采用 X 射线来扫描人体中特定部位的某一层面，进行脑血肿诊断。其优点在于：技术成熟，价格低，成像精度高，临床应用经验丰富，而且目前临床上已经有室内移动式的轻便 CT 测量系统。但是其缺陷在于：CT 检测的电离辐射很强，对于需要长时间检测或者监护的病症来说，CT 对患者的伤害比较大；且 CT 对于脑缺血的病变不敏感，无法正确诊断缺血性脑卒中；同时，CT 对超急性期的水肿也不敏感。

（3）超声成像

超声成像方法简单，成本低，但由于成像理论的限制，常规的超声成像的时间分辨率和空间分辨率都很低，对于危重病症的检测存在较大风险。同时因为颅骨对声波有阻挡作用，超声不适用于脑部的检查，因此在临床应用方面有着很大的局限性。

（4）电阻抗成像

该方法通过表面电极对成像目标施加一定的安全激励电流，无创地测量其边界电压，并由此重建成像目标内部的电阻抗图像。电阻抗成像能够提取的信息较为有限，检测过程中电极接触可能会受噪声干扰，逆问题重构存在一定误差，图像分辨率不高，还不能达到对病情诊断的要求。

以上 4 种影像类检测方法各有优劣，但没有一种能够胜任对于脑卒中的诊断和长期床旁监护。核磁共振在成像效果及对患者的友好度方面是影像类诊断手段中最优的。但是目前关于 MRI 的主流研究方向是向高场强甚至超高场强发展，主要追求活体组织甚至细胞水平上的更高分辨率和各器官与疾病普适性应用。继 1.5 T 超导磁共振到 3 T 超导磁共振临床推广应用只用了不到 10 年时间，目前国际上高端磁共振技术甚至提出了关于某些特殊疾病（如帕金森病、脑微血管病、胎儿发育畸形等）的 7 ～ 8 T MRI 临床应用指南。只有超低温条件下超导材料制成的线圈才可以产生超过 1.5 T 的高场强稳定磁场；这就意味着场强越高，耗电量越大，同时需要源源不断的液氮维持超低温环境。致使磁共振成像设备体积越来越庞大，耗电量越来越高，生产成本和使用环境要求也越来越高。诚然，高场强 MRI 技术在侵袭性神经肿瘤边界划分、脑功能区与核团定位、致癫灶定位方面其超高的组织分辨率较低场强 MRI 具有明显优势。但是低场（＜ 0.5 T），甚至超低场（＜ 0.05 T）MRI 成像的分辨率在某些疾病的诊断上已经足够，而其轻量化、小型化、低成本的优势使得 MRI 应用于床旁、进入各个科室，甚至进入常规救护车成为可能，在各种医疗场合充分发挥 MRI 的诊断优势。因此，超低场强磁共振成像的研究将会与现有的中、高场磁共振成像互补，进而推动 MRI 在医疗领域的普及。

## 58. 磁共振成像设备轻量化、小型化研究现状

磁共振成像设备的体积和重量大部分来源于主磁体，采用

更小、更轻的磁体是减小磁共振成像设备体积和重量最有效的方法。而磁体轻量化所带来的必然结果是主磁场降低。因此，开发超低场核磁共振成像技术是磁共振成像设备轻量化和小型化的必由之路。

磁共振的主磁体可分为常规电磁体、永磁体和超导磁体三大类。其中，超导磁体主要应用于高场的 MRI，其设备非常庞大，相应的冷却系统硬件配套也特别复杂，无法实现床旁移动式的监护应用。现有的针对低场及超低场磁共振成像的研究集中在常导电磁体和永磁体上。

基于永磁体的低场核磁共振成像设备，根据永磁体的磁体结构主要分为开放式及闭合式。开放式的永磁体低场磁共振成像设备主要是单边磁共振，其思想源于石油工业的 insider-out 核磁共振技术。相对于封闭的核磁共振仪来说，移动式或单边核磁共振仪磁体结构开放，能够在被测物体表面进行检测。同时体积较小，便于移动，购买、运行维护成本较低。以德国 Blümich 为代表的研究团队开发出单边 NMR-MOUSE，并实现了 2D、3D 成像。我国夏平畴、车文华及张一鸣等提出"薄片型"医用非常规核磁共振成像仪磁体，在医学上进行了早期探索。沈阳工业大学的谢德馨老师也提出了一种全开放式的薄片型磁共振主磁体结构，在磁体便携性方面进行了积极的探索和研究。虽然单边核磁设备达到了非常理想的轻量化和小型化的程度，但是由于单边磁场的不均匀度比较高，目前单边核磁设备仅仅应用于工业上，在医疗领域内尚未见相关应用。

闭合式的永磁体低场磁共振成像设备相对开放式的低场磁共振磁场均匀性更好，其成像效果更佳。近年来，各国科研工作者在低场、超低场磁共振成像技术领域有许多研究成果。2009 年，德国亚琛工业大学的 Danieli 等设计了一套采用 Halbach 磁体结构的 0.22 T 移动式磁共振成像设备，并对柠檬进行了成像。2014 年，加拿大的 Gordon E.Sarty 等研发了一个用于空间站宇航员手腕关节成像的磁共振成像设备，该设备仅有不到 50 kg。2015 年，美国洛斯阿拉莫斯国家实验室的 Michell Espy 团队开发了一种使用 SQUID（超导量子干涉仪）技术的极低场磁共振成像设备，场强仅有 0.1 mT，成功实现了 2D 成像，但是该团队的目的是超低场下的高分辨率成像，而不是设备的小型化和轻量化，使用 SQUID 技术是为了提高信噪比。由于 SQUID 中超导技术的存在，需要引进液氦或者液氮冷却系统，因此整套装置依然复杂，并没有实现真正的轻量化。2015 年，美国麻省总医院的 Cooley 等开发了一套应用 Halbach 磁体结构的场强为 0.07 T 的轻量化台式 2D 核磁共振成像仪，他们对水模进行了成像实验，并取得了良好分辨率。该成像仪采用了类似于 CT 成像中的反投影成像方法，因此没有了常规核磁共振成像中的梯度线圈，但是进行反投影成像时，需要多次旋转磁体，附加设备多，而且成像时间长，不利于床旁监护。这两个团队的研究成果如下图所示（图 41、图 42）。这些科学研究在保证成像效果可接受的前提下，对永磁型的主磁体结构进行精简和优化，使得磁共振成像设备的体积和重量相比现有的医用设备有了比较明显的降低，为磁共振设备的小型化和轻量化研究打下了一定的基础。

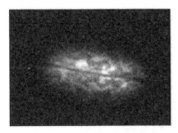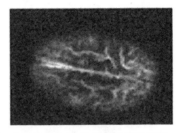

图 41　美国 Michell 团队研发的极低场磁共振设备所成脑部损伤图像

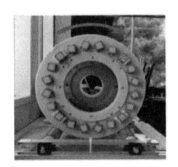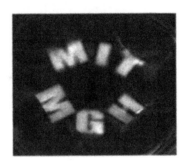

图 42　美国 Cooley 团队研发的 0.07 T 磁共振设备及其水模成像

在超低场磁共振成像领域，国外学者对原子磁力仪也有相关研究。与 SQUID 技术的应用初衷一致，原子磁力仪也是用于超低场磁共振成像的信噪比提高。原子磁力仪的应用需要引入磁变压器，目前该技术尚处于探索阶段，离临床应用还有很长的一段距离。

除以上研究之外，国内对车载式的移动磁共振技术也进行了相关研究，国内研究人员于 2017 年 2 月研制出了首台磁共振医疗车，如图 43。但是该医疗车仍然重达几十吨，只是将十几吨重量的商用磁共振设备转移到了特制的卡车上，本质上没有实现设备的小型化和轻量化，不能称作真正的救护车，因此该技术无法适用于危重病症的床旁监护，也无法进入到城市社区的拥挤通道开展急救，目标只能用于灾难救援与移动医院的整体展开。

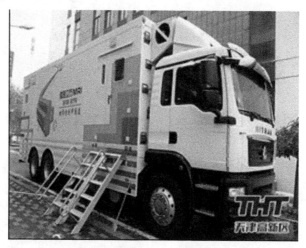

图 43　核磁共振移动医疗卡车

电磁体是用线圈绕制，通电后产生磁场的磁体。由于摒弃了永磁体的永磁材料和超导磁体的超导硬件配套，电磁体可以大幅降低磁体的重量。但是由于电磁体的发热效应和相对较低的电流－磁场转化效率，目前基于电磁体的低场磁共振成像的研究还比较少。2014 年，美国哈佛大学医学院的 Matthew Rose 团队研制出的 6.5 mT 超低磁场磁共振成像设备就是使用线圈绕制的电磁体来搭建主磁场系统的，如图 44。这套磁共振成像系统在图像质量和成像速度上兼顾得比较好，是近年来电磁体用于磁共振成像系统的科研范例。值得注意的是，虽然这套超低场磁共振成像设备使用电磁体代替了永磁体，但是 Mathieu Sarracanie 团队追求的目标还是图像的高分辨率，在均匀性等指标上有严苛的要求，使得线圈体积巨大，即使重量相比永磁体有所降低，这套系统也并非真正意义上的小型化磁共振成像设备。而且该系统采用亥姆霍兹线圈对来建立主磁场，从均匀度和均匀区域大小的角度来说，效率较低。

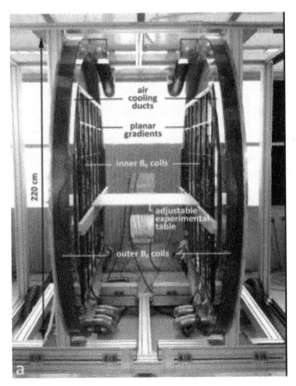

图44 6.5 mT 超低场磁共振成像设备电磁体线圈

在低场磁共振成像领域，科研工作者做了大量努力和尝试，也取得了一些令人瞩目的成果。但是目前对于低场磁共振成像的研究尚在探索阶段，并且没有临床应用的实例。因此，如何真正实现低场磁共振成像设备的小型化和轻量化，尽快实现脑卒中在救护车上的早期诊断和床旁的中后期图像监护是亟待研究解决的问题。

## 59. 国内外首台移动 MRI 卒中单元

陆军军医大学第一附属医院（重庆西南医院）冯华团队联合重庆大学何为团队在国家 973 计划项目的支持下，联合研发了基于永磁体的超低场磁共振颅脑成像系统。其中主磁体重量 700 kg，磁场强度为 50 mT，目标区域为直径 270 mm 的球形空间，主磁场均匀度 60 ppm，完全满足快速颅脑成像需求，并克服固定、屏蔽、匀场的难题完成了车载化，建立国内首台移动 MRI 卒中单元（mobile MRI stroke unit，MMSU）。笔者团队采集了脑出血猕猴及健康人在超低场磁共振颅脑成像后，通过伦理审查，将 MMSU 应用于临床试验，收集急性卒中病例 33 例，包括出血性卒中病例 20 例，缺血性卒中病例 13 例。通过 MMSU 对于卒中患者行 $T_1$ 与 $T_2$ 加权成像，可以有效鉴别诊断缺血性卒中与出血性卒中，与患者入院后的商用 CT 及 MRI 诊断结果一致，准确性与特异性均达 100%。本研究证明 MMSU 为前移卒中战线至急救第一线，变传统急性脑卒中"固定医疗资源，而转运患者"的急救模式为"固定患者，而转运医疗服务"的新模式，缩短溶栓时间，改善卒中预后创造了理论与实验条件。

该设备的系统结构框图（图 45）及超低场磁共振成像设备第一代样机实物（图 46）如下。该成像系统的主磁体采用双极型的永磁体构成，场强为 50 mT，磁体中成像的目标区域是直径为 200 mm 的球形，通过有源匀场工作，实现了 30 ppm 左右的均匀度，保证了良好的成像效果。

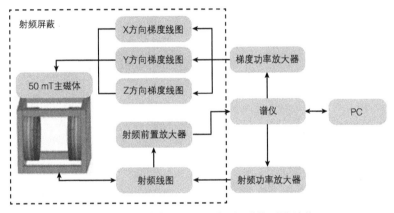

图 45　自主搭建的 50 mT 磁共振成像系统结构

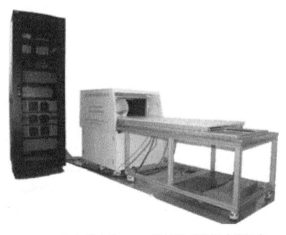

图 46　自主搭建的 50 mT 超低场磁共振成像设备

本设备第二代样机作为国内外首台移动 MRI 卒中单元，受邀参展 2019 中国国际智能产业博览会，完成了现场健康人头颅成像，受到大众热切关注。新华网、中新社、重庆电视台等多家媒体对其进行了专题报道（图 47）。

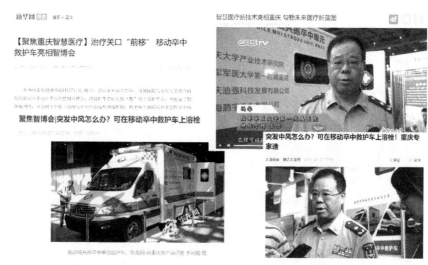

图 47　全球首台车载化 MRI 亮相智博会（彩图见彩插 17）

## 60. 健康人与模式动物成像效果评估

将上述 50 mT 超低场磁共振成像设备投入实验，本团队进行了正常人体颅脑成像实验。应用自行搭建的 50 mT MRI 成像系统所拍摄的正常人脑 $T_1$ 加权水平像可以清晰分辨硬脑膜、脑皮层沟回、各脑叶、各个核团、脑室前后角、脉络丛，成像扫描时间约 14 min，层厚 1 mm，对于正常人体的 $T_1$ 加权成像和 $T_2$ 加权成像结果分别如图 48 所示。

采用基底节注射自体血模型建立猕猴脑出血模型：于成年雄性猕猴麻醉后股动脉抽取动脉血 20 mL，将头颅固定于立体定位仪上，电钻于颅骨上钻孔 2 mm×2 mm，保持硬脑膜完整将注射针头植入右侧基底节区，利用定量注射泵缓慢将动脉血泵入颅内。术后 6 小时经 50 mT MRI 成像系统所拍摄的 $T_2$ 加权冠状面图像可清晰定位识别早期的基底节血肿灶，成卵圆形不规则混杂影，脑室未受压，中线未偏移（图 49）。

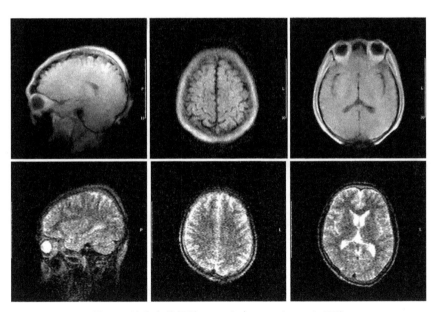

图 48　健康人的颅脑 $T_1/T_2$ 加权 MRI（50 mT）图像

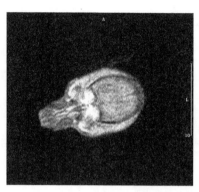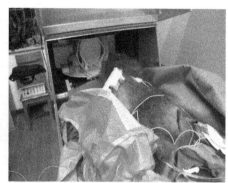

图 49　猕猴脑出血模型水平面 MRI（50 mT）图像

## 61. 临床试验初步证实移动 MRI 卒中单元安全性与准确性

目前本项目已通过陆军军医大学第一附属医院（重庆西南医院）伦理委员会伦理审查，开始应用于超早期卒中患者鉴别诊断的临床试验。本系统单序列成像扫描时间约 7 min，层厚 1 mm，已收集急性卒中病例 33 例，包括出血性卒中病例 20 例、缺血性卒中病例 13 例，可定位、定性诊断缺血性与出血性卒中病灶，与临床使用的头颅 CT 及 1.5 T 商用 MRI 对比，诊断准确性与特异性均达到 100%。

典型病例 1（出血性卒中）：

患者男性，42 岁，因"突发头昏、右侧肢体无力 6 小时"收入陆军军医大学第一附属医院（重庆西南医院）神经外科监护室。入院后查头颅 CTA：左侧基底节区血肿，量约 17 mL，蛛网膜下腔出血；颅内未见动脉瘤或血管畸形，如图 50。诊断为：①左侧基底节区脑出血；②蛛网膜下腔出血；③高血压（Ⅲ级，极高危）。入院后 3 小时查头颅超低场 MRI 成像 $T_1$ 成像，可见左侧基底节区血肿，位置及血肿大小、形状与头颅 CT 相近，血肿信号为稍长 $T_1$，周围与脑组织分界不清，占位效应明显，脑室受压（图 51）。

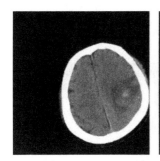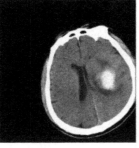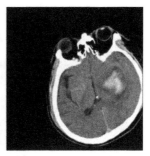

图 50　患者急性颅内血肿头颅 CT 图像

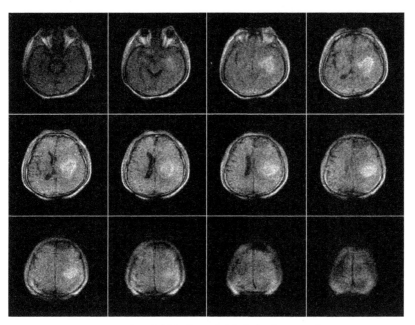

图 51　患者急性颅内血肿头颅超低场 MRI 图像

典型病例 2（缺血性卒中）：

患者老年男性，院外突发右侧肢体无力，伴构音障碍 4 小时。于移动 MRI 卒中救护车上行颅脑成像可见 $T_2$ 加权成像，左侧外囊区高信号斑块样变。入院 CT 检查未发现明显异常。复查 1.5 T 头颅磁共振可见相同位置 $T_2$ 加权高信号影，大小形态与车载 MRI 相似，确诊为左侧外囊区脑梗死（图 52）。

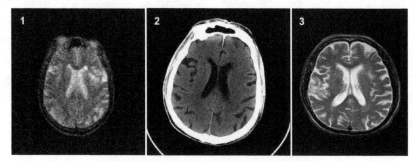

**图 52　移动 MRI 卒中救护车上行颅脑成像**

典型病例 3（缺血性卒中）：

患者中年男性，院外突发眩晕恶心，伴站立不稳 3 小时。于移动 MRI 卒中救护车上行颅脑成像可见 $T_2$ 加权成像，左侧小脑半球可见高信号影。入院 CT 检查未发现明显异常。复查 1.5 T 头颅磁共振可见相同位置 $T_2$ 加权高信号影，大小较车载 MRI 有明显扩大，为继发性脑水肿发生，确诊为左侧小脑脑梗死（图 53）。

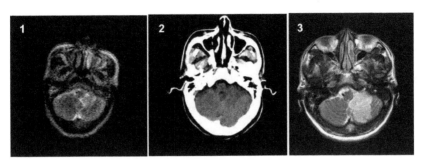

图 53　移动 MRI 卒中救护车上行颅脑成像

典型病例 4（缺血性卒中）：

患者中年女性，院外突发左侧肢体无力 11 小时。于移动 MRI 卒中救护车上行颅脑成像可见 $T_2$ 加权成像，右侧脑干卵圆形高信号影。入院 CT 检查可见右侧脑干卵圆形低密度影。复查 1.5 T 头颅磁共振可见相同位置 $T_2$ 加权高信号影，大小形态较相似，确诊为右侧脑干脑梗死（图 54）。

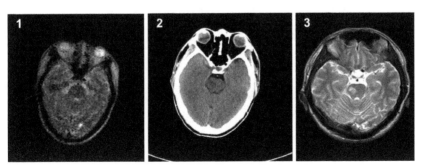

图 54　移动 MRI 卒中救护车上行颅脑成像

以上三个急性缺血性卒中病例说明车载 MRI 成像系统对于早期各脑区脑梗死灶都可有效识别。特别是对于幕下病变，不受

CT 射线硬化效应干扰产生 Hounsfield bar 而影响成像，故对于后颅窝病灶有特有优势。车载化 MRI 颅脑成像系统应用于缺血性卒中患者可见脑梗死区域 $T_1$ 加权成像呈等信号，而在 $T_2$ 加权可见该区域呈高信号，与目前临床所用磁共振成像规律一致，可有效识别超早期缺血性卒中，进行定性与定位诊断，这点较移动 CT 有其独特的优势，为早期诊断与院外溶栓创造了条件。

另外，我们利用超低场 MRI 技术，完成了 1 例高血压脑出血患者发病后 3 ～ 20 天的动态头颅图像监护，可见血肿核心逐渐淡化、周围水肿逐渐形成过程（图 55）。证明超低场 MRI 技术可用于颅内血肿动态图像监护。

同时，我们完成了所有类型的缺血性卒中的急性期超低场 MRI 颅脑成像（图 56），发现车载化磁共振成像系统中 $T_1$ 加权成像可以快速准确地识别各型颅内血肿，而缺血性卒中梗死灶在 $T_1$ 像上呈等信号，进而早期有效排除出血性卒中，筛选出缺血性卒中进行超早期血管内治疗。

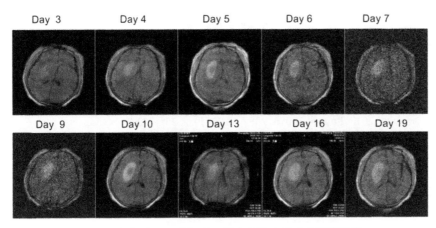

图 55  超低场 MRI 成像用于颅内血肿病情动态图像监护

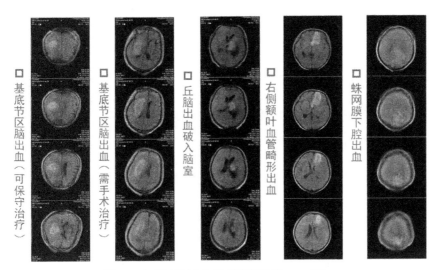

图 56  各类型颅内血肿早期超低场 MRI 成像

## 参考文献

1. ZHOU M, WANG H, ZHU J, et al. Cause-specific mortality for 240 causes in China during 1990-2013: a systematic subnational analysis for the global burden of disease study 2013. Lancet, 2016, 387 (10015): 251-272.

2. O'DONNELL M J, CHIN S L, RANGARAJAN S, et al. Global and regional effects of potentially modifiable risk factors associated with acute stroke in 32 countries (interstroke): a case-control study. Lancet, 2016, 388 (10046): 761-775.

3. POWERS W J, DERDEYN C P, BILLER J, et al. 2015 American Heart Association/American Stroke Association focused update of the 2013 guidelines for the early management of patients with acute ischemic stroke regarding endovascular treatment: a guideline for healthcare professionals from the American Heart Association/American Stroke Association. Stroke, 2015, 46 (10): 3020-3035.

4. GOYAL M, MENON B K, VAN ZWAM W H, et al. Endovascular thrombectomy after large-vessel ischemic stroke: a meta-analysis of individual patient data from five randomised trials. Lancet, 2016, 387 (10029): 1723-1731.

5. WANG Y, LIAO X, ZHAO X, et al. Using recombinant tissue plasminogen activator to treat acute ischemic stroke in china: analysis of the results from the Chinese national stroke registry (CNSR). Stroke, 2011, 42 (6): 1658-1664.

6. EBINGER M, WINTER B, WENDT M, et al. Effect of the use of ambulance-based thrombolysis on time to thrombolysis in acute ischemic stroke: a randomized clinical trial. JAMA, 2014, 311 (16): 1622-1631.

中国医学临床百家

7. 张锋，刘波，周庆九 . 颅内压监测的临床应用：争议与前景 . 中国组织工程研究，2014，18（18）：2945-2952.

8. SARRACANIE M，LAPIERRE C D，SALAMEH N，et al. Low-Cost High-Performance MRI. Scientific Reports，2015，5：15177.

9. 祁生平，马刚 . 1.5T 核磁共振成像与多层螺旋 CT 对肩峰下撞击综合征的诊断价值比较 . 中国医学装备，2018，161（01）：70-74.

10. 李如画 . 医学影像在诊断过程中的作用 . 影像研究与医学应用，2018，1：69-70.

11. EDELMAN R R. The history of MR imaging as seen through the pages of radiology. Radiology，2014，273（2 Suppl）：181-200.

12. BENKARIM O M，SANROMA G，ZIMMER V A，et al. Toward the automatic quantification of in utero brain development in 3D structural MRI：a review. Human Brain Mapping，2017，38（5）：2772-2787.

13. STÉPHANE L，ERIC B，CYRIL P，et al. 7 Tesla magnetic resonance imaging：a closer look at substantia nigra anatomy in Parkinson's disease. Mov Disord，2015，29（13）：1574-1581.

14. BENJAMIN P，VIESSMANN O，MACKINNON A D，et al. 7 Tesla MRI in cerebral small vessel disease. International Journal of Stroke Official Journal of the International Stroke Society，2015，10（5）：659-664.

15. WEBB A G，DE MOORTELE P F V.The technological future of 7T MRI hardware. Nmr in Biomedicine，2016，29（9）：1305-1315.

16. VAN L M，DANIELI E，PERLO J，et al. Low-gradient single-sided NMR

sensor for one-shot profiling of human skin. Journal of Magnetic Resonance, 2012, 215 (2): 74-84.

17. GORDON E S, ALAN S, KRZYSZTOF T, et al.A wrist MRI for the international space station.Toronto: Conference, 2014.

18. ESPY M A, MAGNELIND P E, MATLASHOV A N, et al. Progress toward a deployable squid-based ultra-low field MRI system for anatomical imaging. IEEE Transactions on Applied Superconductivity, 2014, 25 (3): 1-5.

19. CLARISSA Z C, STOCKMANN J P, ARMSTRONG B D, et al. Two-dimensional imaging in a lightweight portable MRI scanner without gradient coils. Magnetic Resonance in Medicine, 2015, 73 (2): 872-883.

20. SAVUKOV I, KARAULANOV T. Anatomical MRI with an atomic magnetometer. Journal of Magnetic Resonance, 2013, 231 (6): 39-45.

21. HILSCHENZ I, ITO Y, NATSUKAWA H, et al. Remote detected low-field MRI using an optically pumped atomic magnetometer combined with a liquid cooled pre-polarization coil. Journal of Magnetic Resonance, 2017, 274: 89-94.

（谭　亮　穆　宁　王磅博）

# 脑出血复发相关危险因素分析

## 62. 既往发生过脑出血的患者较既往发生过脑缺血的患者再次出血的风险高

卒中是全世界致死和致残率最高的疾病之一，中国每年都有数百万的患者因卒中而死亡。卒中患者复发脑出血的风险明显高于普通人群初发的风险，而其复发的因素主要包括老龄化、糖尿病、陈旧性心肌梗死、吸烟及房颤等。不同初发卒中的复发情况也不尽相同。

瑞典的 Elisabet 等对马尔摩卒中登记中心 1993—2000 年的记录研究发现，原发性脑出血患者 3 年内脑出血复发率为每年 2.3%，脑缺血后脑出血复发率为每年 2.8%，两者的发生率基本相同。

Bailey 等对原发性脑出血患者复发的卒中类型进行了系统分析，研究发现对于原发性脑出血患者来说，复发脑出血的风险是继发脑缺血的 2 倍以上，达到了每年 2.4%。

而 Pennlert 等对瑞典北部莫尼卡卒中发病率登记处 1995—2008 年的记录进行了分析，他们发现 6700 例卒中患者中脑缺血患者有 5885 例，占总人数的 87.8%，其中 827 例出现了卒中复发，复发卒中的患者中脑缺血患者有 751 例，占总人数的 1.3%；脑出血患者 815 例，占总人数的 12.2%，其中 101 例出现了卒中复发，复发卒中患者中脑出血 38 例，占脑出血人数的 4.7%。因此，他们提出脑出血后复发脑出血的风险明显高于脑缺血后继发脑缺血的风险。

Azarpazhooh 等对澳大利亚墨尔本地区 1996—1999 年收治的卒中患者数据进行了研究，他们发现 1316 例卒中患中脑缺血患者 921 例，占总人数的 70%，其中 91 例出现了卒中复发，脑出血 9 例，占脑缺血人数的 1.0%；脑出血患者 191 例，12 例出现了卒中复发，其中脑出血 5 例，占脑出血人数的 2.6%。该研究结果也证实了脑出血后复发脑出血的风险明显高于脑缺血后复发脑出血的风险。

同时我国的研究也表明，2007—2008 年我国脑出血患者再次出血的发病率为 60.42%，而脑缺血后发生脑出血的患者仅占脑缺血患者的 6.21%。

以上研究表明，出血性卒中幸存患者复发出血性卒中与继发出血性卒中的发病概率仍存在争议，而出血性卒中患者复发脑出血的风险明显高于缺血性卒中继发脑出血的风险。

## *63.* 高血压、高龄及首次出血发生的位置（深部或脑叶）是脑出血复发的重要危险因子

脑出血是世界上致死和致残率最高的疾病之一，每年全世界 5050 万脑出血患者中约有 440 万死亡，死亡率高达 9%。中国每年有 250 万新发的脑出血患者，脑出血幸存患者 750 万人，而幸存者脑出血复发率高达 11.2%，给社会带来沉重的负担。由于脑出血复发后死亡率和致残率都远远高于首次出血，因此对脑出血复发的因素进行分析，提出预防的方法，降低复发率尤为重要。

（1）高血压是脑出血复发的重要危险因素

脑出血后血压升高是一个很普遍的现象，许多机制都可能参与到了这个过程当中，如颅内压的增高、发病前的高血压、神经内分泌、激活自主神经系统信号通路等。急性脑出血患者的高血压和颅内压的升高、脑水肿的形成及血肿扩大都有密切关系。因此，高血压的控制是脑出血复发预防的重中之重。

既往的文献报道，高血压导致的小动脉硬化主要发生在非脑叶的脑出血后。因此，继发性 ICH 预防指南特别强调了具有高血压性动脉硬化的影像学特征的患者进行血压控制（如非脑叶型脑出血）。Biffi 等为了明确血压与脑出血复发之间的关系，对其收治的脑出血幸存者进行了一个单中心的队列研究，研究发现不仅非脑叶型的患者控制血压能降低脑出血的复发率，而且淀粉样血管病变相关性脑出血（脑叶型）患者血压的控制也与脑出血的复发有关。因此，他们提出脑出血后幸存的高血压患者具有极高

的复发风险，无论首次脑出血位置如何，控制好血压均能降低脑出血的复发率。

（2）年龄是脑出血复发的重要危险因素

研究表明，老龄化是中风最重要的不可改变的危险因素，脑出血的发生率随着年龄的增长而不断升高。我国的国家卒中登记项目研究发现，脑出血复发的患者年纪普遍大于未复发的患者，而年龄与房颤、冠心病等都是脑出血发生后 3 个月内患者死亡的独立因素，也是 3 个月后致患者残疾的独立因素。

Vermeer 等回顾性地分析了 3 个医疗中心收治的 1731 例脑出血患者的资料，通过对年龄、性别、出血位置、吸烟、饮酒等可能因素进行分析后发现，年龄是最主要的可以预测脑出血复发的因素，他们研究发现 65 岁以上年龄组的脑出血复发率是 65 岁以下年龄组的 2.8 倍，数据为（21/128）∶（9/115），远远高于吸烟等因素。

Passero 等进行了一项前瞻性研究，发现在纳入研究的 112 例脑出血幸存患者中，脑出血复发率随着患者年龄的增大逐渐上升。60 岁以下患者 40 例，脑出血复发人数 8 例，占总人数的 20%；60 ～ 69 岁患者 43 例，脑出血复发 10 例，占总人数的 23.3%；69 岁以上患者 29 例，脑出血复发 9 例，占总人数的 31.0%，充分说明年龄是脑出血患者复发的一个重要因素。Elisabet 等的研究发现，＞ 65 岁也是脑出血复发的独立危险因素。

（3）脑出血的出血部位是脑出血复发的重要危险因素

自发性脑出血按出血位置可以分为深部出血、脑叶出血和后颅窝出血三种。深部出血包括基底节区出血、丘脑出血和内囊出血；脑叶出血一般指皮层出血、皮层下的灰质和白质区出血；后颅窝出血包括脑干出血和小脑出血。脑出血部位的不同意味着出血的病因也不同。脑叶出血一般与脑淀粉样血管病有关，这种疾病可以导致淀粉样蛋白在皮层和脑膜中、小动脉上聚集，导致动脉壁弹性减弱。深部出血常常是由慢性高血压导致的深穿支动脉的血管壁透明样变性导致血管破裂造成的，50% ～ 70% 的脑出血患者有慢性高血压病史，收缩压 ≥ 160 mmHg 或舒张压 ≥ 110 mmHg 的患者脑出血的发病率比血压正常的患者高 6 倍以上，大部分的高血压患者出血位置在深部，仅有 15% ～ 30% 在脑叶。

既往的研究表明，首次脑出血的部位与脑出血的复发有关。一个基于人群的前瞻性队列研究发现，128 例初次发病的脑出血患者，脑叶的复发率为 11.8%，而深部的复发率为 0。一个单中心前瞻性队列研究发现，脑出血患者两年内的复发率，脑叶出血明显高于深部出血（22% *vs* 4%）。另外，有两个关于脑出血的系统综述也进一步明确了脑叶脑出血复发率明显高于深部脑出血的这个假设。脑叶脑出血的高复发率与淀粉样血管病关系密切。

脑出血后的复发因素很多，而高血压、老龄化和出血部位都是独立的复发因素，对脑出血患者的预后起了关键作用。

## *64.* 抗凝、抗血小板药物在脑出血后应用可行，但需谨慎

（1）抗凝、抗血栓药物在脑出血后应用的现状

脑出血患者不仅容易复发出血，同时也容易发生缺血性疾病及血栓栓塞，由于缺少高质量研究证据，脑出血患者是否需要恢复抗凝治疗是临床面临的一个困难问题。然而，许多大型的回顾性和前瞻性的研究表明口服抗凝药的脑出血患者恢复抗凝治疗后恢复得更好。近年来，只有很少一部分研究关注了有脑出血病史的患者使用抗凝治疗和临床结局之间的联系，这些研究都建议脑出血患者继续使用抗凝治疗，因为抗凝治疗能降低血栓栓塞事件的风险，而并没有严重的出血风险。虽然这些数据都支持抗凝治疗，但这些研究仍存在一定的局限性，不能完全应用于临床指南。例如，这些研究的大部分数据都局限于应用维生素 K 拮抗剂进行房颤治疗的患者，缺乏基于特征性人群的长期随访研究，并且开始使用时间、抗凝药物的选择（如维生素 K 拮抗剂、新型口服抗凝药和血小板抑制剂等）都存在较多的争议。

（2）关于脑出血后恢复抗凝治疗的安全性和有效性研究

研究表明，长期口服抗凝药物的患者脑出血的发病率是普通患者的 8 倍以上。英国的一个研究表明，近 25 年来高血压脑出血的发病率明显降低，但老年人脑出血的总数并没有降低，这种情况很可能与长期使用抗凝药有关。同时，法国的一项研究也得出了相同的结论。

Witt 等进行的回顾性队列研究发现，160 例抗凝药物相关性脑出血患者中，54 例恢复了抗凝治疗，而 106 例未进行抗凝治疗，未行抗凝治疗的患者脑出血复发率高于治疗组，结果无统计学差异（7.6% *vs* 3.7%，*P*=0.497）。而未抗凝组的患者血栓栓塞的风险是抗凝组的 3 倍（12.3% *vs* 3.7%，*P*=0.092），未抗凝组的死亡率是抗凝组的 2 倍（31.1% *vs* 18.5%，*P*=0.089）。

德国 19 个康复中心对 2006—2012 年收治的 719 例抗凝药物相关性脑出血患者进行了回顾性队列研究，其中 172 例患者恢复了抗凝治疗，占总人数的 23.9%，恢复抗凝治疗的患者缺血并发症明显减少（5.25% *vs* 15%，*P*=0.497），脑出血并发症也没有明显差异（8.1% *vs* 6.6%，*P*=0.48）。恢复抗凝治疗的患者预后也明显好于前者。再经过对年龄、NIHSS 量表、脑出血量、血肿增大情况、脑出血复发、脑缺血发生及脑室内出血等进行多变量分析后发现，在 1 年观察期内抗凝治疗有利于降低死亡率和神经损伤程度。

加拿大开展了一项抗凝药物相关性脑出血的队列研究，该研究中共有 284 例患者，其中有 91 例患者（32%）在院内就恢复华法林治疗。这些患者的死亡率并没有升高，并且他们的血肿体积也没有增大，在 30 天或 1 年内他们的死亡率也没有明显增高。同样有两个小的单中心队列研究得出了相类似的结论，恢复抗凝治疗后具有极低的脑出血复发风险。

意大利抗凝治疗诊所联盟的 27 个中心进行了一个 CHIRONE 前瞻性队列研究，共有 267 例患者在脑出血后就开始了抗凝治疗。在随访的 778 人次 / 年中，中位时间点 16.5 个月的时候有 20 例患者复发了脑出血，占总人数的 7.5%，复发的人群中有 5 人死亡，占复发人群的 25%。抗凝药物导致的脑出血复发的危险因素包括：男性、高血压、人工瓣膜、既往脑缺血史、肾衰竭、肿瘤及突然的自发性脑出血。

另一个纳入 8 个临床中心，共有 5306 例患者的抗凝药物相关性脑出血的荟萃分析发现，恢复抗凝治疗（维生素 K 拮抗剂型）能降低血栓栓塞事件如卒中、心肌梗死等的发生，并不会增加脑出血复发的风险，但由于发表文献本身的限制可能会对这一结果造成影响。

总而言之，虽然以上的许多关于抗凝药物相关性脑出血研究都建议患者恢复抗凝治疗可以得到更好的康复。但这些数据大部分都来自于回顾性研究，非随机对照研究，具有明显的异质性，因此可能具有较大的倾向性。但是到目前为止，还没有基于现有数据可以做出的临床实践决策。

（3）关于重新开始抗凝治疗最佳时间的多中心对照研究

脑出血是维生素 K 类抗凝剂临床应用中最可怕的并发症，每年因该治疗而发生的出血率接近 0.2%。心脏病瓣膜置换术后、房颤等患者潜在的血栓栓塞风险需要长时间服药，而脑出血发生后又必须停药，根据预防指征，停止使用抗凝药物会使患者出现血栓栓塞并发症的风险明显增大，在停用抗凝药物后瓣膜性心脏病血栓并发症年发病率会上升到 12% ～ 22%；房颤和卒中等其他风险导致的血栓并发症年发病率为 4% ～ 18%；而有约 10% 的患者可能发生静脉血栓。因此，什么时候开始重新抗凝治疗需要医师根据预防性用药导致的出血性事件概率（尤其是脑出血复发等）及停药后可能导致的缺血性事件概率决定。

现在相关研究少，结论还存在较大的争议。美国卒中协会建议脑出血患者在出血后 7 ～ 14 天开始恢复抗凝治疗。而梅奥诊断的 Aguilar 等 7 位专家则声称脑出血患者病情稳定后，可在第 3 ～第 10 天开始口服华法林。为进一步明确脑出血后恢复抗凝治疗的最佳时机，分析患者恢复抗凝治疗后的获益及危险因素，瑞典卡罗林斯卡大学医院等 3 个研究中心共同开展了一个关于何时重新开始抗凝治疗的多中心临床研究。

1）研究结果

人口统计数据：该研究回顾性地分析了 3 个中心 2869 例患者的 3287 次入院病历，其中有 234 例患者（8.2%）达到了纳入条件，如表 10 所示。

表 10　3 个研究中心的病例分布情况

| | 汉密尔顿健康中心 | 卡罗林斯卡大学附属医院（索尔纳院区） | 卡罗林斯卡大学附属医院（胡丁厄院区） | 总病例数 |
|---|---|---|---|---|
| 脑出血患者入院次数 *（$n$） | 1397 | 1105 | 785 | 3287 |
| 脑出血患者总人数（$n$） | 1371 | 895 | 603 | 2869 |

续表

| | 汉密尔顿健康中心 | 卡罗林斯卡大学附属医院（索尔纳院区） | 卡罗林斯卡大学附属医院（胡丁厄院区） | 总病例数 |
|---|---|---|---|---|
| 华法林相关性脑出血病例，$n$（%） | 117（8.5） | 59（6.6） | 58（9.6） | 234（8.2） |
| 重启华法林治疗病例，$n$（%） | 33（28） | 11（9） | 15（26） | 59（25） |

注：*部分患者入院次数＞1次。

译自：MAJEED A, KIM Y K, ROBERTS R S, et al.Optimal timing of resumption of warfarin after intracranial hemorrhage.Stroke, 2010, 41（12）: 2860-2866.

2）死亡率

从 234 例患者的随访资料可以看出，中位数为 34 周（IQR 1~115）。177 例第 1 周内存活的患者中位随访时间为 69 周（IQR 19~144）。总体而言，113 例（48%）患者在随访期间死亡，相当于中位生存期为 4.5 年。57 例患者在第一周内死亡，其中包括 54 例出血进展和脑疝（1 例肺动脉栓塞），2 例脑梗死及 1 例心肌梗死。第 1 周致命的结果发生在所有患有脑出血的患者中的 47 例（36%），蛛网膜下腔出血 3 例（14%），硬膜下血肿 7 例（8%）。在整个随访期间，脑出血患者死亡率为 59%，硬膜下血肿为 32%（Kaplan-Meier 分析，$P \leqslant 0.001$）。脑出血复发的 18 例患者中有 4 例死亡（22%），而 21 例（12%）动脉血栓栓塞患者中没有 1 例发生死亡。

3）脑出血复发情况

共有 18 例患者复发颅内出血（10%，其中有 8 例立即恢

复了华法林治疗，有 2 例在治疗后期恢复了华法林治疗，有 8
例永久性停止了华法林治疗）。其中 12 例患者为硬膜下血肿
（16%，4 例已恢复华法林，8 例未恢复），6 例为脑实质出血患
者（7%，4 例已恢复华法林，2 例未恢复）。Kaplan - Meier 分析
显示，与脑出血患者相比，硬膜下血肿复发的风险较高（8.4%，
$P=0.07$）。在脑实质出血患者中，4 例为脑叶，1 例为深部半球，
1 例为脑干。复发的位置一般与初始出血部位相同，有 1 例患者
首次为颅内出血，复发出现硬膜下出血，另 1 例患者出现了相反
情况。

4）血栓栓塞事件

在出现动脉血栓栓塞事件的 21 例患者中，2 例患者为全身
栓塞（肱动脉和股动脉），1 例为短暂性脑缺血发作，18 例患者
出现缺血性卒中。而脑卒中患者中包括 12 例（12%）心房颤动，
4 例（14%）机械心脏瓣膜疾病，1 例（3%）静脉血栓栓塞，1
例（6%）为其他需要服用华法林的指征。Kaplan-Meier 分析显示，
与以前没有卒中的患者（8.6%）相比，卒中患者的动脉血栓栓
塞风险显著升高（28%，$P=0.004$）。

华法林停药后 11 例患者（5%）出现症状性静脉血栓栓塞，
中位时间约为脑出血后 2 周（IQR 1.5~5）；在其中 4 例患者中，
以前华法林的适应证即为静脉血栓栓塞。

5）风险模型

基于在第 1 周内没有复发的、以前有心脏骤停指征和（或）
发生过缺血性卒中的人群情况建立了一个Cox模型，如表 11 所示。

中 国 医 学 临床 百 家

表 11 在不同时间点干预或不干预华法林与复发性颅内出血或缺血性事件的 Cox 比例危险模型

| 华法林使用状态 | 脑出血发病率 / 天 | | | | 脑缺血发病率 / 天 | | |
|---|---|---|---|---|---|---|---|
| | 1～35 天 | 36～63 天 | 64～217 天 | ≥218 天 | 1～77 天 | 78～329 天 | ≥330 天 |
| 脑出血发病 n (%) | | | | | | | |
| 未用 | 7/3829 (0.18%) | 1/2250 (0.044%) | 0/10146 (0) | 0/32208 (0) | 5/7301 (0.068%) | 6/15360 (0.039%) | 4/24112 (0.017%) |
| 使用 | 2/265 (0.75%) | 1/504 (0.20%) | 2/4008 (0.049%) | 2/29056 (0.0069%) | 0/1152 (0) | 0/6830 (0) | 1/28325 (0.00035%) |
| 危险率 | 4.13 | 4.46 | ∞ | ∞ | 0 | 0 | 0.21 |
| 模型预测发病率 * | | | | | | | |
| 未用 | 0.18% | 0.044% | 0.0090%† | 0.0012%† | 0.068% | 0.039% | 0.017% |
| 使用 | 1.02%※ | 0.25%※ | 0.049% | 0.0069% | 0.0075%§ | 0.0043%§ | 0.0018% |

注：* 华法林的 Cox 比例风险模型提供了复发性颅内出血的风险比为 5.57 (95%CI 1.80～17.25，P=0.0029) 和缺血性卒中的风险比为 0.11 (95%CI 0.0139～0.868，P=0.036)。

预测模型中使用的发病率是基于以下危险率：使用华法林的患者发病率 /5.57。

※ 未使用华法林的患者发病率 ×5.57。§ 未使用华法林的患者发病率 ×0.11。其余的发病率都是真实观察到的发病率。

译自：MAJEED A, KIM Y K, ROBERTS R S, et al. Optimal timing of resumption of warfarin after intracranial hemorrhage. Stroke, 2010, 41 (12)：2860-2866.

将 Cox 模型与一个依赖于时间的变量进行匹配，可以预测不同时间点重新启用华法林可以得到的抗凝效果。同时，表 11 中数据清楚地表明首次出血后，不管用不用华法林，患者颅内出血复发性的风险随着时间的推移逐渐降低；同样的，继发性血栓栓塞事件的风险也随时间的推移逐渐降低。而重启华法林的患者只有 1 例出现了血栓栓塞事件。而尽管在没有华法林的情况下，63 天以外缺乏观察到的事件，但数据与随时间的恒定危险比非常一致；因此，无论恢复时间如何，预计再次治疗会使颅内出血的背景因素增加 5.57 倍。

从表 11 中可以看出任何时间重启华法林治疗都可能增加脑出血复发的风险，同时减少血栓栓塞事件的风险。因此，必须选择性的评估整个华法林"治疗期"内这两种治疗方案的竞争风险来决定最佳重启时间。

正如预期的那样，华法林治疗重新启动的点显示了抗凝恢复的强烈效果。重新启动华法林治疗增加复发颅内出血的风险超过 5（$HR$ 5.57，95%$CI$ 1.80 ～ 17.25，$P$=0.002 9），而血栓栓塞事件的风险降低了近 90%（$HR$ 0.11，95%$CI$ 0.14 ～ 0.87，$P$=0.036）。这些基于模型的评估结果在表 11 显示的原始数据中很明显。根据风险程度将时间分成不同的阶段，这些时间段在出血性脑卒中复发和缺血性脑卒中发生中是不同的，因为他们有各自不同的疾病发生进程。在每一个时间段，我们都描述了与风险相关的不同事件数和不同的天数，并且根据患者是否接受华法林治疗对天数进行了区分。

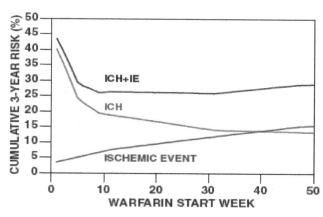

**图 57 3 年治疗周期的总风险性（脑出血复发和脑缺血）会根据重新启用华法林的时间而变化**

图片引自：MAJEED A，KIM Y K，ROBERTS R S，et al.Optimal timing of resumption of warfarin after intracranial hemorrhage. Stroke，2010，41（12）：2860-2866.

如图 57 结果所示，整个治疗期间颅内出血和缺血事件的总体风险会根据华法林何时重新启动而变化。基于这种综合风险，在 3 年的生存和治疗期内，华法林恢复的最佳时期似乎是在颅内出血发生后 10 ～ 30 周。当治疗周期扩大到 4、5 或 6 年时，总体风险没有变化（数据未显示）。而在第 1 个月内恢复抗凝，导致高度"总"风险，这是由复发性颅内出血的高风险驱动的。

6）研究结论

研究发现，早期应用华法林会使脑出血复发的概率提高 5 倍，而华法林导致的再出血的风险明显高于不抗凝治疗导致的缺血事件。因此，建议脑出血患者应当在出血后至少 1 个月以上再开始服用华法林。如果将脑出血复发和脑出血发生的风险考虑例进去的话，华法林相关性脑出血患者重新开始抗凝治疗的最佳时间应该在 10 ～ 30 周。

（4）脑出血后抗凝适宜人群研究

Claassen 等利用马尔科夫状态过渡决策模型来分析到底哪些脑出血患者可以从恢复抗凝治疗中获益，研究者发现当出血位置为脑叶出血时，中止抗凝治疗可以增加约 1.9 个质量修正生命年，相对应的是如果是深部出血中止抗凝治疗仅能增加 0.3 个质量修正生命年。这个模型建议如果脑叶出血每年的复发率低于 1.4% 就不用进行抗凝治疗。对深部脑出血患者进行敏感性分析，如果血栓栓塞性卒中的风险特别高（＞ 6.5%），或相当于 CHADS2 ≥ 4 和 CHA2DS2-VASc ≥ 5，则抗凝是优选的。这个研究提供了一种结构化方法，但也可能会高估了抗凝的危害，它基于一个研究得出了脑叶出血患者复发率达到了 15% 的惊人数据，而大多数研究得出的脑叶出血的复发率均低于该研究。同时，这个决策模型表明脑出血复发率在患者的终生都是一个常数，但更多的研究数据表明脑出血的复发率随着时间逐渐降低。因此，适应人群的选择还需要进行深入的研究探讨。

（5）关于其他抗凝药物与脑出血复发的观察性分析研究

除了常用的经典抗凝药物之外，抗血小板药物，尤其是新型的口服抗凝药物（非维生素 K 拮抗剂型抗凝药物）也逐渐在临床上应用起来，Alberts 等的研究建议抗血小板药物应该只应用在那些脑出血后具有血栓高风险人群。而 Viswanathan 等的研究表明，抗血小板药物不会增加 ICH 后再出血的风险，而 Hill 等的研究也证实了脑出血后应用抗血小板药物不会增加脑出血复发的风险。

新型口服抗凝药物近年来逐渐在临床上得以应用，这类药物与维生素 K 拮抗剂型抗凝药物具有相同的优点，同时他们具有更少的药物之间、药物与食物之间的相互作用，作用位点更单一，如凝血酶、Xa 因子抑制剂等。近年来，大型的临床 RCT 文章证明，新型口服抗凝药物与传统抗凝药物（华法林等）相比能明显降低房颤患者发生脑出血的风险，而在预防缺血性卒中方面没有明显差异。

## 65. 目前关于他汀类药物与脑出血复发的关系尚不明确

（1）他汀类药物的运用背景

他汀类药物 3- 羟基 3- 甲基戊二酸单酰辅酶 A（HMG-CoA）还原酶抑制剂，因其能够竞争性的抑制胆固醇合成过程中的限速酶 HMG-CoA 还原酶，从而降低胆固醇的合成，被作为调节血脂的药物使用已经取得了共识。正是这种降低胆固醇的作用，使得他汀能够降低冠状动脉粥样硬化性心脏病患者的心血管事件和缺血性卒中事件的发生率。当然，除了降低胆固醇的作用外，越来越多的研究发现他汀还有许多其他方面的作用。例如，抗炎症反应，抗氧化、抗血栓形成的作用，又或者神经保护作用，这些都已在动物模型或者临床试验当中得到证实。正是由于他汀的多效性，使得近年来越来越多的基础或临床试验围绕着他汀在多个学科、多种疾病的治疗方面展开，神经系统疾病当中的脑出血就是其中的一个研究重点。

（2）他汀类药物的使用是否会增加脑出血的风险

最近一项来自瑞典的大样本病例对照研究（脑出血组：$n$=7696，控制组，$n$=14 670）评估了慢性的他汀治疗与脑出血之间的关系。患者的他汀用药史可以追溯到评估开始前的 6 个月。该研究的结果表明：①在未调整的模型中并未发现脑出血的发病率有差异；②在调整后的模型中，发现使用他汀类药物有预防脑出血及其相关疾病发病的作用（$OR$=0.68；95%$CI$ 0.63 ～ 0.74）。另一个回顾性分析显示，长期的使用他汀类药物可以减少重型脑出血的发生率，并且他汀类药物的停药可能引起脑出血的不良预后。麦金尼等进行的一项荟萃分析（包括了 31 项随机对照试验，总计 182 803 例患者，其中包括来自 SPARCL 研究的患者）显示：①他汀类药物的使用不会增加脑出血的发病率；② LDL 水平或 LDL 降低的程度与脑出血发生的基线和风险之间并没有关系；③他汀类药物的使用可以显著的降低总的卒中发生率和全因死亡率。

目前尚未有有力的证据能证明他汀类药物的使用会提高脑出血的发病风险。预先使用他汀类药物能否改善脑出血的预后这一点也还存在争议。但是不应该因为有可能提高脑出血的发病风险，而避免使用他汀类药物，这一观点已在 2014 年的欧洲卒中指南中取得了专家共识。

（3）脑出血后再给予他汀类药物治疗是否能够改善预后

目前还没有前瞻性的临床随机对照试验去充分地评估脑出血后给予他汀治疗是否能影响疾病的预后。几项回顾性的荟萃分析和数据分析显示，脑出血后给予他汀类药物治疗可以降低脑出血的死亡率和改善神经功能预后。值得注意的是，即使在去除了脑出血前就有持续使用他汀类药物的用药史后的病例后，依旧可以得出他汀类药物的使用可以改善脑出血预后的结论。不过遗憾的是，在这些研究中并未对脑出血后开始使用他汀的具体时间进行深入分析，因此脑出血后他汀治疗的时间窗需要仍旧不明确。

（4）脑出血后是否应当立即停止使用他汀类药物

关于发生脑出血后是否应当停止他汀类药物的使用，数个回顾性分析对此进行了研究。分析结果显示：①脑出血后停止使用他汀类药物使得患者脑出血后30天内的死亡率显著升高；②脑出血后停止使用他汀类药物降低了患者康复出院和意识障碍恢复的比例。因此，脑出血后停止使用他汀类药物可能带来不良的预后。脑出血后使用他汀类药物能否改善预后还需更多的前瞻性实验进一步研究。但在新的证据出现之前，除非有明确的用药禁忌证，否则脑出血后患者继续使用他汀类药物应当是合理的。

（5）小结

他汀类药物用于冠状动脉粥样硬化性心脏病和缺血性卒中的一级或二级预防，就这一点上已经在多学科、多领域取得了广泛的认同。越来越多的研究显示他汀类药物的使用并不能提高脑出血的发病风险。尽管降低总胆固醇水平和 LDL 水平可能提高脑出血的风险，但并不能找出和他汀类药物使用——对应的关系。更多的研究显示他汀类药物的使用反而能改善脑出血患者的预后。因此，关于脑出血后是否应当使用他汀类药物治疗，应该根据患者的具体情况来做决定，务必在最大限度利益和最小化风险的情况下使用他汀疗法。但对于已经在使用他汀类药物的患者，发生脑出血后，除非有用药禁忌证，否则不应该停止用药。

## 参考文献

1. LIU L, WANG D, WONG K S, et al. Stroke and stroke care in China: huge burden, significant workload, and a national priority. Stroke, 2011, 42 (12): 3651-3654.

2. HANKEY G J. Secondary stroke prevention. Lancet Neurol, 2014, 13: 178-194.

3. PENNLERT J, ERIKSSON M, CARLBERG B, et al. Long-term risk and predictors of recurrent stroke beyond the acute phase. Stroke, 2014, 45 (6): 1839-1841.

4. WANG Z, LI J, WANG C, et al. Gender differences in 1-year clinical characteristics and outcomes after stroke: results from the China National Stroke Registry. PLoS One, 2013, 8 (2): e56459.

5. KISSELA B M, KHOURY J C, ALWELL K, et al. Age at stroke:

temporal trends in stroke incidence in a large, biracial population. Neurology, 2012, 79 (17): 1781-1787.

6. LATTANZI S, SILVESTRINI M. Blood pressure in acute intra-cerebral hemorrhage. Ann Transl Med, 2016, 4: 320.

7. BIFFI A, ANDERSON C D, BATTEY T W, et al. Association between blood pressure control and risk of recurrent intracerebral hemorrhage. Jama, 2015, 314 (9): 904-912.

8. WU L, WANG A, WANG X, et al. Factors for short-term outcomes in patients with a minor stroke: results from China National Stroke Registry. BMC Neurol, 2015, 15: 253.

9. BIFFI A, GREENBERG S M. Cerebral amyloid angiopathy: a systematic review. J Clin Neurol, 2011, 7: 1-9.

10. AGUILAR M I, BROTT T G. Update in intracerebral hemorrhage. Neurohospitalist, 2011, 1 (3): 148-159.

11. SAMARASEKERA N, FONVILLE A, LERPINIERE C, et al. Influence of intracerebral hemorrhage location on incidence, characteristics, and outcome: population-based study. Stroke, 2015, 46 (2): 361-368.

12. POON M T, FONVILLE A F, AL-SHAHI SALMAN R. Long-term prognosis after intracerebral haemorrhage: systematic review and meta-analysis. J Neurol Neurosurg Psychiatry, 2014, 85 (6): 660-667.

13. PENNLERT J, ASPLUND K, CARLBERG B, et al. Antithrombotic treatment following intracerebral hemorrhage in patients with and without atrial

fibrillation. Stroke, 2015, 46 (8): 2094-2099.

14. PASQUINI M, CHARIDIMOU A, VAN ASCH C J, et al. Variation in restarting antithrombotic drugs at hospital discharge after intracerebral hemorrhage. Stroke, 2014, 45 (9): 2643-2648.

15. NIELSEN P B, LARSEN T B, SKJOTH F, et al. Restarting anticoagulant treatment after intracranial hemorrhage in patients with atrial fibrillation and the impact on recurrent stroke, mortality, and bleeding: a nationwide cohort study. Circulation, 2015, 132 (6): 517-525.

16. KURAMATSU J B, GERNER S T, SCHELLINGER P D, et al. Anticoagulant reversal, blood pressure levels, and anticoagulant resumption in patients with anticoagulation-related intracerebral hemorrhage. Jama, 2015, 313 (8): 824-836.

17. CHAO T F, LIU C J, LIAO J N, et al. Use of oral anticoagulants for stroke prevention in patients with atrial fibrillation who have a history of intracranial hemorrhage. Circulation, 2016, 133 (16): 1540-1547.

18. BEJOT Y, CORDONNIER C, DURIER J, et al. Intracerebral haemorrhage profiles are changing: results from the dijon population-based study. Brain, 2013, 136(Pt 2): 658-664.

19. WITT D M, CLARK N P, MARTINEZ K, et al. Risk of thromboembolism, recurrent hemorrhage, and death after warfarin therapy interruption for intracranial hemorrhage. Thromb Res, 2015, 136 (5): 1040-1044.

20. YUNG D, KAPRAL M K, ASLLANI E, et al. Reinitiation of

anticoagulation after warfarin-associated intracranial hemorrhage and mortality risk: the Best Practice for Reinitiating Anticoagulation Therapy After Intracranial Bleeding (BRAIN) study. Can J Cardiol, 2012, 28 (1): 33-39.

21. GATHIER C S, ALGRA A, RINKEL G J, et al. Long-term outcome after anticoagulation-associated intracerebral haemorrhage with or without restarting antithrombotic therapy. Cerebrovasc Dis, 2013, 36 (1): 33-37.

22. WILSON D, CHARIDIMOU A, SHAKESHAFT C, et al. Volume and functional outcome of intracerebral hemorrhage according to oral anticoagulant type. Neurology, 2016, 86 (4): 360-366.

23. MURTHY S B, GUPTA A, MERKLER A E, et al. Restarting anticoagulant therapy after intracranial hemorrhage: a systematic review and meta-analysis. Stroke, 2017, 48 (6): 1594-1600.

24. RUFF C T, GIUGLIANO R P, BRAUNWALD E, et al. Comparison of the efficacy and safety of new oral anticoagulants with warfarin in patients with atrial fibrillation: a meta-analysis of randomised trials. Lancet, 2014, 383 (9921): 955-962.

25. BOULOUIS G, MOROTTI A, PASI M, et al. Outcome of intracerebral haemorrhage related to non-vitamin K antagonists oral anticoagulants versus vitamin K antagonists: a comprehensive systematic review and meta-analysis. J Neurol Neurosurg Psychiatry, 2018, 89 (3): 263-270.

26. TAYLOR F, HUFFMAN M D, MACEDO A F, et al. Statins for the primary prevention of cardiovascular disease. Cochrane Database Syst Rev, 2013, (1):

Cd004816.

27. WILLEY J Z, ELKIND M S. 3-Hydroxy-3-methylglutaryl-coenzyme a reductase inhibitors in the treatment of central nervous system diseases. Arch Neurol, 2010, 67 (9): 1062-1067.

28. MIHOS C G, PINEDA A M, SANTANA O. Cardiovascular effects of statins, beyond lipid-lowering properties. Pharmacol Res, 2014, 88 (9): 12-19.

29. ASBERG S, ERIKSSON M. Statin therapy and the risk of intracerebral haemorrhage: a nationwide observational study. Int J Stroke, 2015, 10 Suppl A100: 46-49.

30. DOWLATSHAHI D, DEMCHUK A M, FANG J, et al. Association of statins and statin discontinuation with poor outcome and survival after intracerebral hemorrhage. Stroke, 2012, 43 (6): 1518-1523.

31. MCKINNEY J S, KOSTIS W J. Statin therapy and the risk of intracerebral hemorrhage: a meta-analysis of 31 randomized controlled trials. Stroke, 2012, 43 (8): 2149-2156.

32. STEINER T, AL-SHAHI S R, BEER R, et al. European Stroke Organisation (ESO) guidelines for the management of spontaneous intracerebral hemorrhage. Int J Stroke, 2014, 9: 840-855.

33. JUNG J M, CHOI J Y, KIM H J, et al. Statin use in spontaneous intracerebral hemorrhage: a systematic review and meta-analysis. Int J Stroke, 2015, 10 Suppl A100: 10-17.

34. FLINT A C, CONELL C, RAO V A, et al. Effect of statin use during

hospitalization for intracerebral hemorrhage on mortality and discharge disposition. JAMA Neurol，2015，72（11）：607.

35. WINKLER J， SHOUP J P， CZAP A ， et al. Long-term improvement in outcome after intracerebral hemorrhage in patients treated with statins. J Stroke Cerebrovasc Dis， 2013，22（8）：541-545.

（邹永杰　胡　荣　马　康）

# 重建神经功能是脑出血后康复最重要的环节

## 66. 物理康复治疗有助于脑出血患者运动功能的恢复

卒中单元能显著地减少脑出血患者的死亡率和致残率，早期康复在其中扮演着重要的角色。2011 年，复旦大学 1 项 RCT 研究评估了早期物理康复对于提高出血性脑卒中患者日常活动能力和运动功能的有效性。21 个临床分析，共 364 例脑出血后偏瘫患者纳入研究，对康复组实施标准化的三阶段康复方案：在脑卒中后第 1 个月的一级康复，由急救部或者神经内科进行，旨在提高患者的基本生活自理能力；二级康复由康复中心进行，在脑卒中后的第 2、第 3 个月，帮助患者发展平衡和行走能力；三级康复由社区进行，在脑卒中的第 4 ～第 6 个月，提高患者的日常生活活动和运动能力。结果显示：早期的物理康复对于脑出血患者不仅在机体上，而且在心理上都具有重要的治疗意义（图 58）。

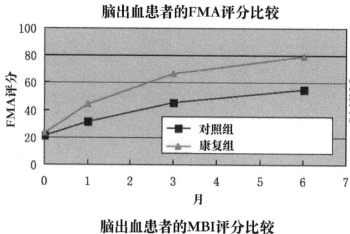

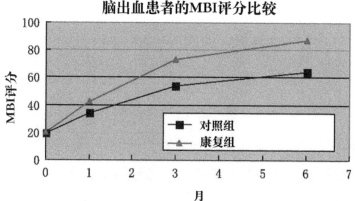

图 58　ICH 患者康复组和对照组 FMA 和 MBI 评分比较

2016 年《AHA/ASA 成人卒中康复指南》推荐意见：对于卒中后所有步态受限的患者均建议进行密集、重复的活动性任务训练（Ⅰ级推荐，A 级证据）；对于卒中后上肢活动障碍的患者均建议接受个体化的日常生活训练并明确最终出院标准（Ⅰ级推荐，A 级证据）。因此，对于脑卒中的康复治疗，除积极抢救受损的脑细胞，促进病理过程的恢复外，还要充分发挥中枢神经系统功能重组的作用。运动功能训练可增加感觉器的传入冲动，促进大脑功能可塑性发展，使丧失的功能重新恢复。脑卒中的功能训练主要是抑制异常的、原始的反射活动，重点训练患侧肢体的恢复，改善运动模式，重建正常的运动功能。

## 67. 脑出血后精神情感障碍是影响患者预后的重要因素

脑出血具有高致死率、致残率，脑卒中后抑郁的发生率为30% ～ 60%，大多抑郁患者常哭泣、悲伤、沉默寡言，几乎每天疲倦或乏力、失眠或睡眠过多，注意力和判断能力降低，自我责备和自卑感，严重者可有自杀念头，而这些都不利于脑出血后的康复。Sara 等在 2017 年进行了一项随机对照研究，共纳入 89 例脑出血患者，观察脑出血 1 年后精神抑郁对于康复的影响，其结果显示，15% 的抑郁患者 mRS 评分（改良的 Rankin 评分，测量伤残程度）变得更加糟糕，汉密顿抑郁量表数值也更高，非抑郁患者 mRS 评分变得更加糟糕的为 4%，统计学有差异，表明抑郁症和恶化的 mRS 有显著的相关（图 59）。

Koivunen 在 2000 年跟踪随访了 336 例脑出血患者，在 2010 年最后入组的 130 例患者中进行了中位 BDI- Ⅱ（Beck 抑郁自评量表Ⅱ）、HADS（医院焦虑抑郁量表）、BPI（简易疼痛量表）和 PASS-20（疼痛焦虑症状表）评分，其结果显示，血肿清除手术能够减轻抑郁、焦虑（表 12）；残疾的严重程度与抑郁、焦虑、疼痛评分显著相关，评分越高，残疾程度越高（表 13）。因此，脑出血后早期的心理干预以及必要的抗抑郁、焦虑药物治疗显得尤为重要。

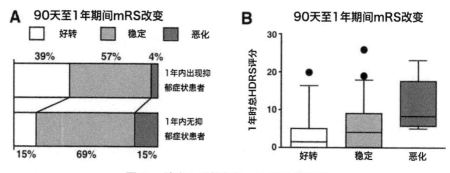

图 59　脑出血后抑郁与 mRS 变化的关系

表 12　脑出血后抑郁、精神障碍和疼痛与手术处理的关系

| 因素 | 全部 $n=130$ [100%] | 保守治疗 $n=90[69\%]$ | 血肿清除 $n=40[31\%]$ | $P$ 值 |
|---|---|---|---|---|
| BDI-II | 7（1～13） | 7（2～14） | 4（0～11） | 0.031 |
| HADS | 5（3～10） | 6（3～10） | 4（2～10） | 0.172 |
| BPI | 5（0～23） | 10（0～29） | 0（0～6） | 0.008 |
| PASS | 9（0～25） | 11（2～29） | 0（0～12） | 0.001 |

BDI-II，Beck 抑郁症量表 II；HADS，医院焦虑抑郁量表；BPI，短暂疼痛量表；PASS，疼痛焦虑症状量表。数据为中位数（IQR），$p < 0.05$

译　自：KOIVUNEN R J, HARNO H, TATLISUMAK T, et al. Depression, anxiety, and cognitive functioning after intracerebral hemorrhage. Acta Neurol Scand, 2015, 132(3): 179-184.

表 13　脑出血后抑郁、精神障碍和疼痛与残疾程度的关系

| 因素 | mRS 0 (*n*=30) | mRS1 (*n*=37) | mRS 2 (*n*=31) | mRS 3 (*n*=27) | mRS 4 (*n*=5) | *P* 值 |
|---|---|---|---|---|---|---|
| BDI-II | 2 (0～6) | 6 (1～12) | 9 (3～14) | 10 (5～15) | 12 (12～12) | 0.001 |
| HADS | 3 (1～6) | 5 (2～10) | 6 (4～13) | 6 (4～14) | 10 (8～15) | 0.004 |
| BPI | 0 (0～7) | 2 (0～13) | 10 (0～39) | 16 (4～34) | 11 (0～13) | 0.003 |
| PASS | 4 (0～11) | 6 (0～17) | 10 (0～29) | 20 (9～28) | 40 (20～65) | 0.008 |

　　mRS，改良的 Rankin 量表；BDI-II，Beck 抑郁症量表 II；HADS，医院焦虑抑郁量表；BPI，短暂疼痛量表；PASS，疼痛焦虑症状量表。数据为中位数（IQR），p＜0.05

　　译 自：KOIVUNEN R J, HARNO H, TATLISUMAK T, et al. Depression, anxiety, and cognitive functioning after intracerebral hemorrhage. Acta Neurol Scand, 2015, 132(3): 179-184.

# 68. 经颅电、磁刺激，虚拟现实技术等康复新技术进展

（1）经颅电、磁刺激可用于脑出血后的神经康复

　　经颅直流电刺激可通过调节神经网络的活性发挥作用，采用阳极刺激和阴极刺激不同的脑功能区，从而起到不一样的治疗效果。经颅磁刺激能够改变大脑皮质兴奋性，改变皮质代谢及脑血流，对神经元起到易化或抑制作用。

　　2011 年，Young Jung 对 37 例卒中后语言功能障碍患者进行 tDCS 治疗，使用 1 mA 刺激 Brodmann 区域，持续 20 分钟，连续 2～3 周，同时接受语言训练，其结果显示治疗后语言功能显著地提高，具有统计学差异。近年来，一些小样本的随机对照实验观察到，经颅骨直流电刺激能够改善脑卒中后单侧空间忽视患者的临床症状，日常生活行为能力得到提高。Gustavo 等正在

进行大样本的多中心、随机对照研究，在神经功能、生活自主性和生活质量等多方面进行评估，其实验仍在进行中，结果值得期待。2018 年，一项 Meta 分析研究了非侵入性神经刺激，包括经颅磁刺激（repetitive transcranial magnetic stimulation，rTMS）、经颅直流电刺激（transcranial direct current stimulation，tDCS）、表浅神经肌肉电刺激（surface neuromuscular electrical stimulation，sNMES）和咽部电刺激（pharyngeal electrical stimulation，PES），治疗卒中后吞咽困难的有效性。19 个临床研究，共 1153 例患者纳入分析，结果显示 4 项非侵入性神经刺激治疗用于治疗卒中后吞咽障碍患者是有效的，而且，经颅磁刺激可能是最有效的治疗。同一年，Sarah 将 tDCS 用于卒中后站立平衡障碍的患者，刺激病变对侧小脑，结果显示 tDCS 是有希望的用于提高患者的站立平衡，但是刺激的最佳时间、剂量，以及参数和临床症状改善之间的关系需要进一步探讨。总的来说，多项研究均表明 tDCS 和 rTMS 用于脑卒中后的神经、运动康复是有效的，然而大规模的纵向研究用于证实 tDCS 和 rTMS 的有效性和安全性以及其中的作用机制需要进一步开展。

（2）虚拟现实技术用于脑出血后的神经康复越来越受到重视

20 世纪 90 年代，Rizzolatti 等在猴子身上进行实验时，观察到猴子在执行某一动作时，运动前皮层（F5 区）中有特定的神经元放电，同时当这一动作被呈现在猴子的视野中时，该特定的神经元也会放电，而后提出镜像疗法（mirror therapy，MT）。

该疗法利用平面镜成像的原理，将健侧活动的画面复制到患侧，让患者想象患侧运动，通过视错觉、视觉反馈及虚拟现实，结合康复训练项目而成的治疗手段，这一概念的提出为虚拟现实技术用于脑出血后神经康复提供基础。Gerard 等在 2012 年做过一个关于机器人结合虚拟现实刺激，用于脑出血后上肢功能障碍患者功能锻炼的个案，发现在持续 1 个月有规律、有计划的干预之后，患者的上肢功能各项评分均有显著改善。2016 年一项 Meta 分析评估了虚拟现实技术用于改善卒中后下肢功能障碍患者的有效性。22 个临床研究共 552 例脑卒中患者纳入研究，其结果显示：相较于对照组，VR 组显著地改善了患者的功能平衡及步态的速度、步调和跨步长度，VR 是一项有效的康复措施。而后，Daniel 对这项技术的训练强度、患者的忍受度和安全性进行进一步的深入研究，10 例卒中后上肢瘫痪的患者接受中位时间为 403 分钟的训练（图 60），大约进行 4713 次目标导向性移动，平均每分钟 13.2 到 17.3 次移动，其结果显示：那些处于慢性卒中，认为恢复潜能有限的患者运动动能改善了 5.3%，1 个月的计划锻炼改善了 15.4%，所有的受试者表明他们有兴趣继续这样的干预，无论是在医院还是在家中，并且这项技术是安全可靠的。

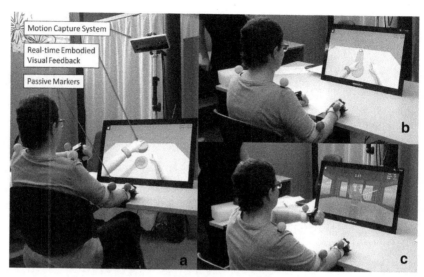

a：参与者与 Mind Motion PRO 技术进行上肢交互训练；b：参与者正在进行接触训练；

c：参与者正在进行 Fruitchamp 训练。

**图 60 虚拟现实技术用于交互式康复训练（彩图见彩插 18）**

引自：PEREZ-MARCOS D, CHEVALLEY O, SCHMIDLIN T, et al.Increasing upper limb training intensity in chronic stroke using embodied virtual reality：a pilot study.J Neuroeng Rehabil，2017，14（1）：119.

2018 年，Angelica 对 4 个脑卒中后患者和他们的医护工作者进行了 3D 可视化教育任务（图 61），并在干预前后分别进行采访。所有的参与者均表明机体大脑的生理、病理及卒中相关的知识通过虚拟这种途径进行教育之后，他们对于卒中带来不好的感觉接受度得到提升，有更大的动力去管理卒中危险因素。其结果提示，这种方法提供了一个安全有效的教育工具用于促进个体化卒中经验教育。基于 VR 和视觉反馈闭合回路的运动康复是一项相对现代的技术，初步研究显示该技术是可行并且有效地用于卒中后的神经康复，该技术的安全性、使用参数及其他用途需要进一步大样本研究，其临床应用前景值得期待。

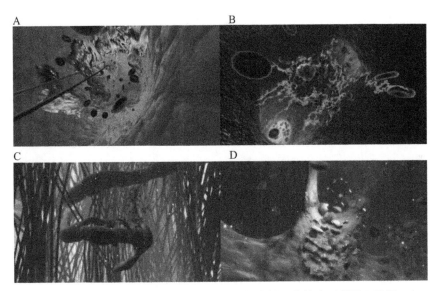

图 61　对卒中病因不同的患者进行个体化可视虚拟现实教育（彩图见彩插 19）

## 69. 脑机接口技术的发展为脑出血患者感觉运动功能重建带来曙光

在美国，每年大约有 200 万脑卒中患者具有不同程度的肢体瘫痪，其中有 150 万多发性硬化或者脑瘫患者。给社会带来沉重的负担，为了解决这些问题，一些团队试图去检测大脑意图进而去控制人工机械肢体，在应用于人类之前，研究者必须了解怎样才能最好地整合人类和机械，于是诞生了脑机接口技术。非侵入性的，使用脑电图为基础的脑机接口技术可以用于控制计算机光标、肢体矫正器，进而加工、处理网路，提高生活质量（图 62）。

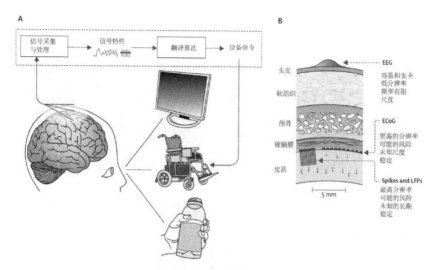

**图 62　脑机接口的模式（彩图见彩插 20）**

　　研究者通过一个嵌有 64 个电极的电极帽收集脑电信号，然后转换成控制信号去控制机械臂。使用一个覆盖在颅脑外面的电极装置去了解放电神经元的数量并不是一件简单的事情。2012年，在休斯敦大学的实验室，神经学家 Jose Contreras-Vidal 对一个外伤后失去下肢感觉运动功能的小男孩 Alford 使用了机械腿（图 63）。

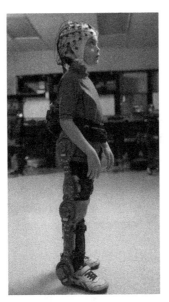

图63　Alford在使用脑机接口技术控制机械腿（彩图见彩插21）

　　通过思想的控制，最后Alford走到桌子旁，端起了咖啡。同年，Leigh在2例四肢瘫痪的患者上使用脑机接口系统控制机械腿进行三维的接触和抓取移动，尽管速度较慢、精确度不高，但是表明了这项技术用于中枢神经系统损伤后瘫痪患者的可行性。而后，随着技术不断的革新，脑机接口技术越来越走向成熟，但在大规模用于临床、精细化操作等方面还存在很大的挑战。

　　一个人判断他是否正在接触一个物体或者去猜测接触物的硬度，光靠视觉是不足够的，机体产生的感觉是非常重要的，有利于进一步地去控制，如用钢笔写字时力度的把握。2015年，匹兹堡大学神经康复工程实验室的Gaunt和他的同事们开始测试这样的感觉反馈系统（图 64）。

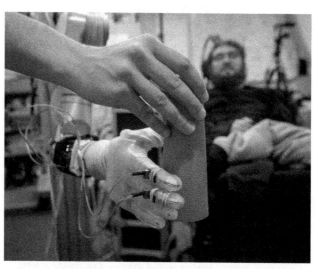

图 64　Nathan Copeland（后面）使用机械臂时，通过压力传感器和初级感觉神经皮层上的电极使大脑可以感受到触觉（彩图见彩插 22）

　　一个车祸伤后四肢瘫痪的 28 岁患者 Nathan Copeland，Gaunt 首先将一个电极放在他的运动皮层上去控制一个机械臂，然后将两个序列的电极放置在他的初级感觉皮层上，手臂上的压力传感器将产生的信号通过线路传输到大脑皮层，通过分别测试每一个手指，发现患者能够正确辨别 84% 时间段内的触觉，但是有时候会混淆食指和中指的感觉。而后发现大脑产生的感觉会产生各种各样的错误，而令科学家担心的是，仍然找不到办法去分门别类地将不同的感觉传输到大脑。并且该装置面临着传感器小型化、无线化的问题。2018 年，一项 Meta 分析评估了脑机接口技术用于卒中后运动功能恢复的有效性。9 个临床研究共 235 例卒中后幸存患者纳入研究，评估干预前后肢体运动评分，其结果显示：脑机接口技术用于卒中后康复是一项有效的措施，然而，需要更大的样本量去增加这些结果的可靠性。脑机接口技术为脑出血患者感觉运动功能重建带来希望，其发展前景广阔，但也面临巨大挑战。

## 70. 高压氧有助于减轻脑出血后继发性脑损伤

高压氧疗法（hyperbaric oxygen therapy，HBOT）是指在高压氧舱中、大于1个绝对大气压（atmosphere absolute，ATA）条件下，机体呼吸与环境等压的高压纯氧或高压混合氧（97% $O_2$%+3%$CO_2$）的治疗方式，也叫高压氧治疗。

HBOT作为多种脑部疾病治疗的治疗手段之一，能有效迅速地改善脑部的循环、修复脑神经的损伤，如缺血性脑卒中及脑外伤等。结合既往研究，高压氧的治疗机制主要有以下几个方面：①增加氧分压，使脑组织的乏氧状态得到很好的改善；②提高组织内氧的弥散率及有效弥散距离；③舒缩脑部血管，调节了血流灌注量，有效地减轻了脑组织损伤和脑水肿的发生；④改善缺血半暗带，使之形成侧支循环；⑤提高血氧张力，增加血氧含量；⑥参与脑细胞的氧代谢，促进损伤组织和神经功能的修复。

脑出血是临床上常见的非创伤性脑内血管破裂所致的血液在脑实质内聚集的一类脑卒中疾病，其外科治疗方法主要是开颅手术、内镜下血肿抽吸术等。脑出血的主要致死原因是脑水肿、颅内压增高和脑疝的形成。

研究表明，高压氧疗法可以通过加压改善缺血、缺氧脑组织的氧供，还能参与脑细胞的代谢，降低颅内压；通过改善脑组织的循环功能，减轻脑组织损伤的炎性反应，并有效地减轻脑水肿，保护缺血半暗区，即使在缺血性脑卒中慢性期也能激活脑卒中后患者脑组织的神经可塑性，为进一步研究脑出血的 HBO 治疗方法提供了良好的前景。

2003 年，Yalcin 等在 30 只大鼠蛛网膜下腔出血模型中进行随机对照实验研究，评估高压氧治疗对于大鼠神经康复的有效性。结果显示，高压氧治疗促进了蛛网膜下腔出血后神经功能缺损的恢复。2005 年，Robert 等研究了高压氧治疗在大鼠蛛网膜下腔出血模型中神经保护的机制。在蛛网膜下腔出血后，由于颅内压（intracranial pressure，ICP）增加和脑灌注压（cerebral perfusion pressure，CPP）降低从而发生了急性的大脑缺血。该研究发现，高压氧治疗减少了神经元的损害，改善了脑血流量和神经功能，减少了蛛网膜下腔出血后早期的大脑损伤，提出可能是由于抑制了缺氧诱导因子 -1α（HIF-1α）和它的靶基因有关。另外，Ostrowski 等研究了高压氧对生理和临床转归及 HIF-1α 及其靶基因 *BNIP3* 和 *VEGF* 表达的影响。结果显示，HBO 可降低 HIF-1α、VEGF 和 BNIP3 的表达，减轻神经元的损伤，改善脑血流量和神经功能。因此，高压氧治疗可能通过抑制 HIF-1α 及其靶基因，减少细胞凋亡，保护血脑屏障功能，从而减轻蛛网膜下腔出血后早期的脑损伤。

此外，Peng 等研究了高压氧对大鼠脑出血后行为学及脑内血管形成的影响，结果显示，高压氧能显著促进脑出血大鼠 HIF1-α 和 VEGF 在 mRNA 和蛋白水平的表达，增加增殖细胞核抗原（proliferating cell nuclear antigen，PCNA）和血管性假血友病因子（von willebrand factor，vWF）的蛋白表达，促进新生血管的形成，促进行为能力的恢复。2015 年，Zhou 等研究了小鼠的脑出血病理条件下，HBO 对脑出血后水肿形成和血脑屏蔽通透性的影响。结果显示，早期的 HBO 可以有效阻止闭合蛋白降解、基质金属蛋白酶 -9（matrix metalloproteinase 9，MMP-9）的活化，并减少 HIF-1α 的表达，从而可减轻脑出血后水肿形成和血脑屏障破坏，但治疗时间窗短，提示其转译潜力有限。有研究表明，HBO 可以通过调节小胶质细胞特性的改变来显著减轻脑出血所致的神经炎症。这一现象可能推动小胶质细胞与 HBO 关系的研究进展，为脑出血的治疗提供新的靶点。在 2019 年，Wang 等的研究同样提示，高压氧预处理减轻了脑出血所致的脑损伤和 MMP-9 的上调，其机制可能与抑制脑出血后小胶质细胞 M1 极化和炎症信号通路有关。

2016 年，Yang 等对 103 例急性脑出血患者进行研究，结果表明，高压氧可明显改善急性脑出血患者脑水肿症状，促进缺损神经功能的恢复，血清神经元特异性烯醇化酶（neuron-specific enolase，NSE）、脑源性神经营养因子（brain-derived neurotrophic factor， BDNF）及细胞间黏附分子 -1（Intercellular adhesion molecule-1，ICAM-1）的改变可能与脑水肿发病机制存在一定的相关性。2020 年，Wang 等对 44 例蛛网膜下腔出血患者采用单因素和多因素 Logistic 回归分析，显示 50% 以上的蛛网膜下腔出血患者在综合康复和高压氧治疗后能获得良好的功能预后。Li 等对 565 例急性重症脑出血患者进行前瞻性、随机、对照试验，通过改良的 Barthel 指数和 Rankin 量表评分提示，高压氧治疗可显著改善脑出血患者的存活率和功能预后，HBO 在 1.5 ATA 和 2.0 ATA 时也有相同的有益效果，1.5 ATA 的压力和 60 次 HBO 是最佳的治疗方案，但需要进一步的研究来优化每个特定患者的治疗方案。另外，有研究对 79 例糖尿病脑出血患者随机分配进行高压氧和常氧治疗，效果对比得出早期的高压氧治疗是安全有效的。

高压氧疗法在脑部疾病中的治疗虽然大有益处，但是我们不能忽视相应可能产生的不良反应。高浓度的氧可以收缩血管，吸入高氧也可能使肺部损伤，另外，高氧吸入血液和组织，可形成不同的氧自由基，存在原有的血浆清除水平下降，加速细胞凋亡及组织损伤等风险。

综上所述，现有研究结果表明，在蛛网膜下腔出血及脑出血的高压氧干预中，其急性期和延迟期时给予高压氧治疗能够一定程度上缓解脑损害，且 HBO 在治疗急性期可明显减轻脑水肿的程度和缩小脑水肿的范围，有利于患者神经功能的恢复。目前，

HBO 在脑出血的临床应用及研究较多，也取得了相应的疗效，但有关 HBO 对脑出血的作用机制及其可能产生的不良反应、适宜的个体化治疗方案仍然需要进一步研究。

## 71. 脑出血后锥体外系损伤的研究进展

锥体外系是指锥体系以外影响和控制躯体运动的所有传导路径，其结构十分复杂，包括大脑皮层（主要是躯体运动区和躯体感觉区）、纹状体、背侧丘脑、丘脑底核、中脑顶盖、红核、黑质、脑桥核、前庭核、小脑和脑干网状结构等，以及它们的纤维联系。锥体外系的主要通路：皮层－新纹状体－背侧丘脑－皮层环路；新纹状体－黑质环路；苍白球－丘脑底核环路；皮层－脑桥－小脑－皮质环路。在种系发生上，锥体外系是较古老的结构，从鱼类开始出现，在鸟类成为控制全身运动的主要系统。对哺乳类来说，尤其是人类，由于大脑皮层和锥体系的高度发达，锥体外系主要是协调锥体系的活动，二者协调完成运动功能。人类锥体外系的主要功能是调节肌张力、协调肌肉活动、维持体态姿势和习惯性动作（如走路时双臂自然协调的摆动）等。

黑质纹状体通路是锥体外系中关键通路之一，也是脑内重要的多巴胺通路之一，神经纤维起源于黑质 A9 细胞群，终止于纹状体，其主要作用是与乙酰胆碱能神经元共同调节肌紧张及共济活动。黑质通路损伤最典型的疾病为帕金森病（Parkinson's disease，PD），主要的病理改变是中脑黑质多巴胺（dopamine，

DA）神经元的变性死亡，由此而引起纹状体 DA 含量显著性减少而致病，主要表现为静止性震颤、运动迟缓、肌强直和姿势步态障碍。目前，脑卒中对锥体外系损伤的主要研究热点在黑质纹状体通路。

在卒中领域中，对黑质纹状体通路损伤的研究最早出现在脑缺血疾病中。在 2 周的大脑中动脉梗死（middle cerebral artery-occluded，MCAO）啮齿类动物模型中，研究人员利用电生理、电镜及免疫染色方法均发现在离梗死区较远的黑质中多巴胺神经元的损伤，提示梗死引起的神经元损伤不仅在梗死周围，也在有功能联系的远隔部位。研究人员进一步发现这种现象可能是由于梗死引起的黑质区神经元过度兴奋、神经递质传导障碍、黑质区炎症激活、黑质区多巴胺神经元的易损性等原因。随着医疗技术的进步，磁共振 $T_2$、SWI 等各种成像序列也开始应用于观察纹状体卒中后黑质区域的影像学改变。研究发现人和啮齿类动物纹状体梗死后，同侧黑质区均出现高信号伴随表观弥散系数（apparent diffusion coefficient，ADC）升高，但 5 个月后磁共振影像基本恢复正常（图 65、图 66），提示黑质区水肿的产生，进而发现星形胶质细胞终足的水肿导致了高信号的出现。以上证据均提示，黑质纹状体通路在纹状体梗死后出现显著的异常，但是纹状体梗死是否增加 PD 的发病率呢？一项含有 662 例脑梗死患者的临床研究中发现，符合纹状体梗死的仅为 27 例（4.3%），在随访的 11 例患者中仅有 1 例患者出现双侧的齿轮样肌张力，文中也提示或

许只有梗死区域阻断丘脑皮质驱动可能对血管性 PD 的发展更为
关键。

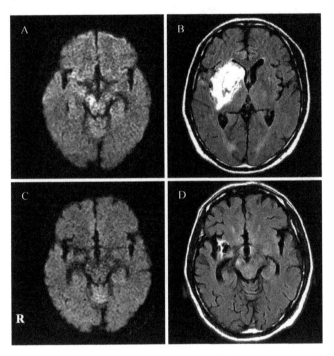

A：病例 1，纹状体缺血 11 天后黑质区 DWI 成像提示黑质稍高信号；B：FLAIR 成像显示同侧纹
状体区梗死；C：同一患者纹状体缺血 5 个月后黑质区 DWI 成像基本恢复；D：同一患者纹状体
缺血 5 个月后纹状体区 FLAIR 成像基本恢复。

图 65　病例 1 患者纹状体缺血后第 11 天和 5 个月黑质区、纹状体区磁共振成像结果

引自：NAKAJIMA M，HIRANO T，TERASAKI T，et al. Signal change of the substantia nigra on diffusion-weighted imaging following striatal infarction. Intern Med，2010，49（1）：65-68.

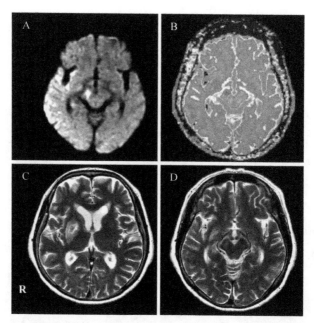

A：病例 2，纹状体缺血 10 天后黑质区 DWI 成像；B：黑质区高信号伴随 ADC 值下降；

C：T₂WI 显示纹状体的梗死区域伴出血性转化；D：T₂WI 显示同一患者黑质区稍增高信号。

**图 66　病例 2 患者纹状体缺血后第 10 天黑质区和纹状体区磁共振**

**成像结果（彩图见彩插 23）**

引自：NAKAJIMA M，HIRANO T，TERASAKI T，et al. Signal change of the substantia nigra on diffusion-weighted imaging following striatal infarction. Intern Med，2010，49（1）：65-68.

　　在脑出血研究中，1997 年 Nora Turjanski 等第一次报道了脑出血后帕金森病的病例。36 岁女性颞部出血。患者 3 周后出现帕金森病症状，并且左旋多巴治疗有效，1 年之后症状好转但持续存在。在大鼠脑出血模型中，MR DTI 成像结果提示出血早期黑质区显著异常，但是在 42 天后基本恢复正常（图 67）。

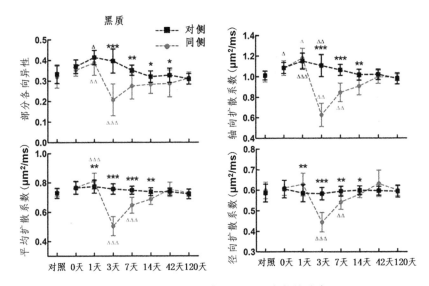

**图 67　大鼠脑出血模型 MR-DTI 参数的改变**

引自：FAN S J，LEE F Y，CHEUNG M M，et al. Bilateral substantia nigra and pyramidal tract changes following experimental intracerebral hemorrhage：an MR diffusion tensor imaging study. NMR Biomed. 2013，26（9）：1089-1095.

　　我们的结果和前期研究均发现，在小鼠基底节出血 7 天后，黑质区多巴胺神经元广泛丢失，伴随纹状体及黑质区的多巴胺含量显著降低，平衡杆、不规则水平梯等精细运动功能降低，提示运动协调能力障碍。利用顺行、逆行神经示踪，发现黑质纹状体环路显著破坏。有意思的是，我们利用一种微管稳定剂埃博霉素 B（Epothilone B）及过表达乙酰化微管均可以在逆转黑质纹状体通路的损伤、保护多巴胺神经元的同时改善精细运动功能障碍（图 68）。提示，脑出血后黑质纹状体通路加重了小鼠的运动功能障碍（特别是需要运动控制的精细运动），微管可能是一个重要靶点，稳定微管可以改善脑出血后黑质纹状体通路损伤并促进了运动功能恢复。

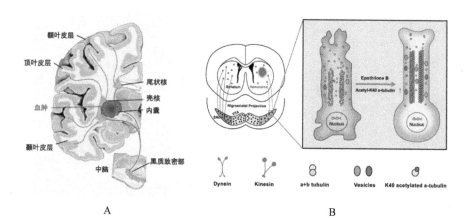

A：纹状体出血导致黑质纹状体通路损伤的模式；B：靶向稳定微管可以改善大鼠纹状体出血后黑质纹状体通路的损伤。

**图 68 微管解聚参与脑出血后黑质纹状体损伤的机制模式（彩图见彩插 24）**

引自：YANG Y，ZHANG X，GE H F，et al.Epothilone B benefits nigrostriatal pathway recovery by promoting microtubule stabilization after intracerebral hemorrhage.J Am Heart Assoc，2018，7（2）：e007626.

由于锥体外系结构非常复杂，涉及的通路很多，在啮齿类动物行为学中也很难区分出特异性的锥体外系相关行为。因此，目前脑出血后关于锥体外系损伤的基础研究很少，需要我们进一步探索脑出血后锥体外系损伤的机制和作用，并寻找可能的干预靶点，促进运动功能的恢复。此外，需要开展回顾性、前瞻性的临床试验以分析纹状体出血是否增加罹患帕金森病的风险等相关研究。

## 72. $C_7$ 神经根移位修复术与脑出血后偏瘫患者的康复外科

神经移位修复术是指受损神经近端严重破坏无法采用其他方法修复时，通过手术将另一正常神经切断，将其近端与受损神经远端进行修复吻合，使之获得功能代偿。适应证主要是近端神经无功能及神经重建需长段神经移植，包括与骨折和脱位相关的周围神经复合性损伤、撕裂伤、枪弹伤及神经痛性肌萎缩等。

这类手术最早是由顾玉东院士在 1970 年提出的，即膈神经移位修复肌皮神经手术。神经移位术是目前治疗臂丛神经节前损伤或根性撕脱伤的主要手段，常用供体神经有副神经、健侧 $C_7$ 神经、颈丛神经、舌下神经、肋间神经、膈神经、桡神经肱三头肌支。这类手术要求遵循运动神经与运动神经移植、感觉神经与感觉神经移植的原则，最大限度地确保神经再生，重建正常功能支配；其次要求供体神经尽量减轻因供区神经缺失而造成的功能缺失。由于供体与受体神经原有的支配功能不同，移位缝合后其中枢支配及调控有一个适应和功能重组协调过程。发展到现在已有多种神经移位术应用于临床，最常见的有：膈神经移位术、副神经移位术、健侧 $C_7$ 神经根移位术、桡神经肱三头肌支移位术、颈丛运动支移位术、胸背神经移位术、肋间神经移位术。

$C_7$ 神经根移位术最早是由顾玉东等通过临床病例观察发现，$C_7$ 神经单独损伤不造成肢体功能障碍，健侧 $C_7$ 神经可作为修复臂丛根性撕脱伤的重要动力神经。1986 年 8 月，顾玉东院士对

1 例全臂丛根性撕脱伤伴有膈神经、副神经、颈丛运动支和肋间神经损伤患者进行健侧 $C_7$ 神经根移位，为神经移位重建肩关节外展功能提供了新方法。通过这次手术的成功使得 $C_7$ 神经移位术在世界各国得到推广和认可。2001 年开始，顾玉东院士和徐文东教授对"健侧 $C_7$ 神经移位"手术进行深入研究。在脑出血等疾病中右侧大脑损伤导致左手瘫痪，通过正常的左侧颈丛神经移位"搭桥"，从而使正常的左侧大脑与左侧"瘫痪手"连接，为瘫痪手换个大脑。在"左右转位"手术后，发现了有趣的临床现象，即瘫痪手的运动、感觉恢复规律不同。针对这一现象，顾院士团队历时 5 年经过一系列的基础和临床研究，发现双侧上肢的感觉信号可以同时汇聚于一侧大脑半球，而一侧大脑也可以控制双上肢的运动。

健侧 $C_7$ 神经移位术最大的特点在于通过神经移位将瘫痪手和其同侧的大脑皮层相连，运动投射从对侧投射变为同侧投射，由此出现了有趣的现象：健侧 $C_7$ 移位后早期，患肢功能的恢复受到健侧肢体功能的影响，出现健肢患肢"同步兴奋"现象，大约 5 年后，患肢才能独立运动而无须健肢协同作用。现有文献得知，支配一侧上肢运动的神经纤维约 2% 来自同侧皮层，在脑损伤、脑出血等疾病中，这些仅存的神经纤维发挥部分代偿功能，表现为患侧上肢存留由健侧上肢带动的运动。$C_7$ 神经包含 17 000~40 000 根神经纤维，这些神经纤维将健侧和患侧的 $C_7$ 神经桥接，也就将健侧大脑与同侧瘫痪的上肢联系在了一起，同时为了更多地使患侧上肢信号传递至健侧皮层，将患侧 $C_7$ 作为受体神经最为合适。该手术后，运动皮层呈现出跨皮层的功能重塑过程。另外，在临床实践中我们还发现，患肢负责精细运动的手内肌功能恢复的效果远不如负责手部粗大运动的手外肌，结合神经电生理和功能影像发现，手外肌发生跨半球的功能重塑，但是手内肌的重塑一直发生在其同侧半球内，原功能区一直处于沉寂状态，这证实了沉寂的原功能区的激活是神经移位后患肢功能恢复的重要机制。

国内外大量研究已经证实，健侧颈 7 神经根移位术可以诱发大脑皮层发生跨半球重组，从而产生一侧大脑半球同时控制双侧上肢的效果，通过加强同侧皮层控制提高患肢功能，以获得上肢肢体功能恢复，从而提出了治疗脑卒中、脑外伤和脑瘫后遗症的全新策略：即通过将外周神经进行左右交叉移位手术，在外周搭建一条连接卒中后瘫痪肢体和同侧健康大脑半球的"直接通道"，避开损伤半球，促使健康半球发生脑功能重塑，实现一侧大脑控制双侧肢体。在临床实践中还发现，患肢负责精细运动的手内肌功能恢复的效果远不如负责手部粗大运动的手外肌，原功能区一直处于沉寂状态，这证实了沉寂的原功能区的激活是神经移位后患肢功能恢复的重要机制。

健侧 $C_7$ 神经移位手术主要作用是提高患侧伸肌的伸展和抓握功能活动，同时由于 $C_7$ 神经后根被切断，会部分改善屈肌痉挛状态。针对中枢性肢体痉挛性偏的治疗方法有多种，其中选择性脊神经后根切断术（selective posterior rhizotomy，SPR）是目前主要的手术方式。因为可以切断的颈神经后根节段较多，因而其对痉挛的改善效果要超过 $C_7$ 神经移位术。其较 $C_7$ 神经移位术不足之处在于，因无运动神经移位而产生的运动功能的主动改善。因而，针对脑卒中引起的痉挛性偏瘫，将健侧 $C_7$ 神经移位与患侧选择性颈神经后根切断术两种术式结合起来，可能会比单一实施其中一项手术达到更好的临床效果。健侧 $C_7$ 治疗中枢性偏瘫的新进展随着近年来生活水平和医疗条件的不断提升，小儿脑瘫、脑卒中等疾病发病率逐年升高，而这些中枢损伤性疾病造成的一侧上肢偏瘫的患者人数也逐年攀升。这些中枢性偏瘫疾病，其共同表现为一侧运动皮层或者皮层下高位运动通路受损，患者呈现一侧的痉挛性偏瘫，造成严重的肢体运动障碍，尤其以手功能恢复最为困难。中枢性偏瘫目前的治疗核心在于恢复受损半球的功能，实际治疗效果不佳，而健侧 $C_7$ 移植术的发展有望为脑损伤造成的肢体运动障碍提供一定的临床依据，为康复外科指明新方向。

综上所述，神经移位术目前在临床应用广泛，主要用于治疗全臂丛根性撕脱或臂丛神经节前损伤，由于全臂丛损伤病例在临床上少见，很难收集大量的临床样本进行分析，且随访难度高，导致 $C_7$ 神经根移位术在临床的研究不够深入，对于其在脑损伤等疾病大脑运动功能重组的作用有待进一步探索，为解释神经移位术后脑运动皮质远期功能重塑的总体规律有更重要的意义，并提供可靠的临床脑损伤康复治疗方案。

## *73.* 锂盐可能作为有前途的脑出血治疗药物，但需要进一步临床数据

锂盐作为一种经典的、可长期口服的、治疗双向情感障碍的药物已经有七十多年的临床用药历史。在 2019 年 8 月 *Science* 杂志的一篇评论性的文章中锂盐被誉为治疗精神系统疾病最为有效的药物之一，偶然发现锂盐能运用于神经精神疾病是一次了不起的突破。

近年来，锂盐的拓展运用已经越来越多地被发掘出来，锂盐能在颅脑损伤中维持血脑屏障的完整性，且具有抗炎等作用；在帕金森病等其他神经退行性疾病中改善认知损伤和神经组织的退行性变。特别是从 2012 年开始，锂盐对脑出血的保护作用已经有相关研究进展：韩国科学家 Kyusik Kang 等发现锂盐预处理能在自体脑出血大鼠模型中减轻脑细胞凋亡、炎症和脑萎缩。截至目前，已经有多篇文献报道锂盐在大鼠模型中对脑出血有治疗意义，研究内容主要集中在锂盐在大鼠脑出血中有抗炎、抗凋亡作用，减轻血脑屏障（blood-brain barrier， BBB）损伤，减少大鼠脑出血后脑水肿和脑萎缩的作用，影响血肿大小和促进血肿吸收的作用。

值得注意的是，除了锂盐的这些经典的、已经发现的治疗脑出血的作用之外，有研究证实锂盐能通过抑制 GSK-3β 减轻双

相情感障碍患者的白质结构改变，能够促进轴突生长和促进脊髓损伤的恢复，因此锂盐对脑出血后白质损伤是否有保护作用，能否改善脑出血后白质纤维束损伤造成的运动功能障碍也值得深入探究。

我们的实验研究发现脑出血造模后小鼠存在明显的行为学、电生理异常，髓鞘 / 轴突损伤相关分子的 Western Blotting、荧光染色和电镜结果也有明显异常。在运用氯化锂（lithium chloride，LiCl）作为治疗手段后脑出血小鼠的 BMS 评分、平衡杆测试、肌力测试都较单纯脑出血小鼠有明显改善。神经传导功能运用运动诱发电位（motor evoked potential，MEP）潜伏期进行评估，在运用氯化锂进行干预后，脑出血第 3 天小鼠的 MEP 潜伏期明显减少，提示氯化锂能改善脑出血小鼠的神经传导功能。白质病理损伤方面，在用氯化锂进行治疗脑出血第 3 天之后，小鼠血肿周围髓鞘损伤相关分子 MBP、DMBP 和轴突损伤相关分子 NF200、SMI32 的免疫荧光和 Western Blotting 结果都显示与单纯脑出血组相比有髓鞘和轴突的变性降解的减轻。电镜结果也显示氯化锂治疗后小鼠脑出血模型血肿周围髓鞘剥脱和轴突水肿变性的改善。

综上所述，脑出血后造成同侧大脑白质明显严重的损伤，可能是运动功能障碍和预后不良的重要原因，以氯化锂作为治疗性干预后，可以改善白质损伤、运动功能和神经传导功能、白质的病理功能。但目前我们的研究还有很多值得探索的地方，因为脑出血治疗白质损伤的机制还不是十分明确，目前研究发现氯化锂干预后有糖原合成激酶 3β（glycogen synthase kinase-3β，GSK-3β）的抑制，脑源性神经生长因子（brain-derived neurotrophic factor，BDNF）的蛋白表达增加和血肿周围少突胶质细胞（oligodendrocyte，OLG）的细胞死亡减少。因此，我们推测可能是氯化锂干预后 GSK-3β 抑制引起的 BDNF 信号增强，BDNF 信号增强帮助少突胶质细胞抵御外界脑出血不良环境的影响，促进少突胶质细胞的存活，进而减少血肿周围髓鞘和轴突的变性降解。这种推测有待于进一步的验证和对其他具体和深入机制的探索。

目前锂盐治疗脑出血及并发症的机制目前尚不明确，在大动物甚至是灵长类模型中暂时缺乏实验证据的支持，距离锂盐真正运用于临床治疗脑出血仍然有较长的距离，可说是任重而道远。但我们同时也应该看到，正因为锂盐对脑出血的治疗机制不明确，且还没有开展过相关临床研究，才更有进一步深入研究的意义和价值。此外，锂盐已经长期、安全、有效的作为临床用药，如果锂盐确实被证实能减轻脑出血对患者造成的损伤和并发症，改善脑出血的预后，其前景也是十分光明的。

中国医学临床百家

## 参考文献

1. MAJIDI S， SUAREZ J I， QURESHI A I . Management of acute hypertensive response in intracerebral hemorrhage patients after ATACH 2 trial. Neurocrit Care, 2017， 27 (2)： 249-258.

2. ANDERSON C S， HEELEY E， HUANG Y， et al.Rapid blood-pressure lowering in patients with acute intracerebral hemorrhage. N Engl J Med， 2013， 368 (25)： 2355-2365.

3. QURESHI A I， PALESCH Y Y， BARSAN W G， et al.Intensive blood-pressure lowering in patients with acute cerebral hemorrhage. N Engl J Med, 2016, 375 (11)： 1033-1043.

4. QURESHI A I, PALESCH Y Y, FOSTER L D， et al. Investigators. Blood pressure-attained analysis of ATACH 2 trial. Stroke， 2018， 49 (6)： 1412-1418.

5. KOBAYASHIJ M, KOGA E, TANAKAY， et al.Investigators. Continuous antihypertensive therapy throughout the initial 24 hours of intracerebral hemorrhage： the stroke acute management with urgent risk-factor assessment and improvement-intracerebral hemorrhage study. Stroke， 2014， 45 (3)： 868-870.

6. FRONTERA J A， LEWIN J J, RABINSTEIN A A， et al. Guideline for reversal of antithrombotics in intracranial hemorrhage： a statement for healthcare professionals from the neurocritical care society and society of critical care medicine. Neurocrit Care, 2016， 24 (1)： 6-46.

7. WAGNER I, HAUER E M, STAYKOV D， et al. Effects of continuous hypertonic saline infusion on perihemorrhagic edema evolution. Stroke， 2011， 42 (6)：

1540-1545.

8. KAMEL H，NAVI B B，NAKAGAWA K，et al. Hypertonic saline versus mannitol for the treatment of elevated intracranial pressure： a meta-analysis of randomized clinical trials. Crit Care Med，2011，39（3）：554-559.

9. 韩雪馨，任佳彬，李泽福，等 . 对比 7.5% 高渗氯化钠溶液和 20% 甘露醇溶液降低颅内压效果的 Meta 分析 . 中华全科医学，2017，15（10）：1786-1790.

10. RIHA H M，ERDMAN M J，VANDIGO J E，et al. Impact of moderate hyperchloremia on clinical outcomes in intracerebral hemorrhage patients treated with continuous infusion hypertonic saline： a pilot study. Crit Care Med，2017，45（9）：947-953.

11. WANG X，ARIMA H，YANG J，et al. Investigators. Mannitol and outcome in intracerebral hemorrhage： propensity score and multivariable intensive blood pressure reduction in acute cerebral hemorrhage trial 2 results. Stroke，2015，46（10）：2762-2767.

12. JIN C，LI G，REXRODE K M，et al. Prospective study of fasting blood glucose and intracerebral hemorrhagic risk. Stroke，2018，49（1）：27-33.

13. ZHENG J，YU Z，MA L，et al. Association between blood glucose and functional outcome in intracerebral hemorrhage： a systematic review and meta-analysis. World Neurosurg，2018，114：756-765.

14. WU Y C，DING Z，WU J，et al.Increased glycemic variability associated with a poor 30-day functional outcome in acute intracerebral hemorrhage. J Neurosurg，2018，129（4）：861-869.

15. LIM H K, RINCON F. Secondary hematoma expansion and perihemorrhagic edema after intracerebral hemorrhage: from bench work to practical aspects. Front Neurol, 2017, 8: 74.

16. ROSENTHAL J, LORD A, ISHIDA K, et al. Highest in-hospital glucose measurements are associated with neurological outcomes after intracerebral hemorrhage. J Stroke Cerebrovasc Dis, 2018, 27 (10): 2662-2668.

17. KONGWAD L I, HEGDE A, MENON G, et al. Influence of admission blood glucose in predicting outcome in patients with spontaneous intracerebral hematoma. Front Neurol, 2018, 9: 725.

18. SAXENA A, ANDERSON C S, WANG X, et al.Prognostic significance of hyperglycemia in acute intracerebral hemorrhage: the INTERACT 2 study. Stroke, 2016, 47 (3): 682-688.

19. AZMOON S, DEMAREST C, PUCILLO A L, et al. Neurologic and cardiac benefits of therapeutic hypothermia. Cardiol Rev, 2011, 19 (3): 108-114.

20. LIU T, ZHAO D X, CUI H, et al. Therapeutic hypothermia attenuates tissue damage and cytokine expression after traumatic brain injury by inhibiting necroptosis in the rat. Sci Rep, 2016, 6: 245-247.

21. SADAKA F, VEREMAKIS C. Therapeutic hypothermia for the management of intracranial hypertension in severe traumatic brain injury: a systematic review. Brain Inj, 2012, 26 (7-8): 899-908.

22. ANDREWS P J, SINCLAIR H L, RODRIGUEZ A, et al. Hypothermia for intracranial hypertension after traumatic brain injury. N Engl J Med, 2015, 373 (25):

2403-2412.

23. VOLBERS B, HERRMANN S, WILLFARTH W, et al. Impact of hypothermia initiation and duration on perihemorrhagic edema evolution after intracerebral hemorrhage. Stroke, 2016, 47 (9): 2249-2255.

24. LIANG T, CHEN Q, LI Q, et al. 5-HT1a activation in PO/AH area induces therapeutic hypothermia in a rat model of intracerebral hemorrhage. Oncotarget, 2017, 8 (43): 73613-73626.

25. LIU L, WANG D, WONG K S, et al. Stroke and stroke care in China: huge burden, significant workload, and a national priority. Stroke, 2011, 42 (12): 3651-3654.

26. HANKEY G J. Secondary stroke prevention. Lancet Neurol, 2014, 13 (2): 178-194.

27. PENNLERT J, ERIKSSON M, CARLBERG B, et al. Long-term risk and predictors of recurrent stroke beyond the acute phase. Stroke, 2014, 45 (6): 1839-1841.

28. WANG Z, LI J, WANG C, et al. Gender differences in 1-year clinical characteristics and outcomes after stroke: results from the China National Stroke Registry. PLoS One, 2013, 8 (2): e56459.

29. KISSELA B M, KHOURY J C, ALWELL K, et al. Age at stroke: temporal trends in stroke incidence in a large, biracial population. Neurology, 2012, 79 (17): 1781-1787.

30. LATTANZI S, SILVESTRINI M. Blood pressure in acute intra-cerebral

hemorrhage. Ann Transl Med, 2016, 4 (16)：320.

31. BIFFI A, ANDERSON C D, BATTEY T W, et al. Association between blood pressure control and risk of recurrent intracerebral hemorrhage. Jama, 2015, 314 (9)：904-912.

32. WU L, WANG A, WANG X, et al. Factors for short-term outcomes in patients with a minor stroke：results from China national stroke registry. BMC Neurol, 2015, 15：253.

33. BIFFI A, GREENBERG S M. Cerebral amyloid angiopathy：a systematic review. J Clin Neurol, 2011, 7 (1)：1-9.

34. AGUILAR M I, BROTT T G. Update in intracerebral hemorrhage. Neurohospitalist, 2011, 1 (3)：148-159.

35. SAMARASEKERA N, FONVILLE A, LERPINIERE C, et al. Influence of intracerebral hemorrhage location on incidence, characteristics, and outcome：population-based study. Stroke, 2015, 46 (2)：361-368.

36. POON M T, FONVILLE A F, AL-SHAHI S R. Long-term prognosis after intracerebral haemorrhage：systematic review and meta-analysis. J Neurol Neurosurg Psychiatry, 2014, 85 (6)：660-667.

37. PENNLER T J, ASPLUND K, CARLBERG B, et al. Antithrombotic treatment following intracerebral hemorrhage in patients with and without atrial fibrillation. Stroke, 2015, 46 (8)：2094-2099.

38. PASQUINI M, CHARIDIMOU A, VAN ASCH C J, et al. Variation in restarting antithrombotic drugs at hospital discharge after intracerebral hemorrhage.

Stroke, 2014, 45 (9): 2643-2648.

39. NIELSEN P B, LARSEN T B, SKJOTH F, et al. Restarting anticoagulant treatment after intracranial hemorrhage in patients with atrial fibrillation and the impact on recurrent stroke, mortality, and bleeding: a nationwide cohort study. Circulation, 2015, 132 (6): 517-525.

40. KURAMATSU J B, GERNER S T, SCHELLINGER P D, et al. Huttner. anticoagulant reversal, blood pressure levels, and anticoagulant resumption in patients with anticoagulation-related intracerebral hemorrhage. Jama, 2015, 313 (8): 824-836.

41. CHAO T F, LIU C J, LIAO J N, et al. Use of oral anticoagulants for stroke prevention in patients with atrial fibrillation who have a history of intracranial hemorrhage. Circulation, 2016, 133 (16): 1540-1547.

42. BEJOT Y, CORDONNIER C, DURIER J, et al. Intracerebral haemorrhage profiles are changing: results from the dijon population-based study. Brain, 2013, 136 (Pt 2): 658-664.

43. WITT D M, CLARK N P, MARTINEZ K, et al. Risk of thromboembolism, recurrent hemorrhage, and death after warfarin therapy interruption for intracranial hemorrhage. Thromb Res, 2015, 136 (5): 1040-1044.

44. YUNG D, KAPRAL M K, ASLLANI E, et al. Reinitiation of anticoagulation after warfarin-associated intracranial hemorrhage and mortality risk: the Best Practice for Reinitiating Anticoagulation Therapy After Intracranial Bleeding (BRAIN) study. Can J Cardiol, 2012, 28 (1): 33-39.

45. GATHIER C S, ALGRA A, RINKEL G J, et al. Long-term outcome after anticoagulation-associated intracerebral haemorrhage with or without restarting antithrombotic therapy. Cerebrovasc Dis, 2013, 36 (1)：33-37.

46. WILSON D, CHARIDIMOU A, SHAKESHAFT C, et al. Volume and functional outcome of intracerebral hemorrhage according to oral anticoagulant type. Neurology, 2016, 86 (4)：360-366.

47. MURTHY S B, GUPTA A, MERKLER A E, et al. restarting anticoagulant therapy after intracranial hemorrhage：a systematic review and meta-analysis. Stroke, 2017, 48 (6)：1594-1600.

48. RUFF C T, GIUGLIANO R P, BRAUNWALD E, et al. Comparison of the efficacy and safety of new oral anticoagulants with warfarin in patients with atrial fibrillation：a meta-analysis of randomised trials. Lancet, 2014, 383 (9921)：955-962.

49. BOULOUIS G, MOROTTI A, PASI M, et al. Outcome of intracerebral haemorrhage related to non-vitamin K antagonists oral anticoagulants versus vitamin K antagonists：a comprehensive systematic review and meta-analysis. J Neurol Neurosurg Psychiatry, 2018, 89 (3)：263-270.

50. TAYLOR F, HUFFMAN M D, MACEDO A F, et al. Statins for the primary prevention of cardiovascular disease. Cochrane Database Syst Rev, 2013, (1)：Cd004816.

51. WILLEY J Z, ELKIND M S. 3-Hydroxy-3-methylglutaryl-coenzyme A reductase inhibitors in the treatment of central nervous system diseases. Arch Neurol,

2010，67（9）：1062-1067.

52. MIHOS C G，PINEDA A M，SANTAN A O. Cardiovascular effects of statins，beyond lipid-lowering properties. Pharmacol Res，2014，88：12-19.

53. ASBERG S，ERIKSSON M. Statin therapy and the risk of intracerebral haemorrhage：a nationwide observational study. Int J Stroke，2015，10 Suppl A100：46-49.

54. DOWLATSHAHI D，DEMCHUK A M，FANG J，et al. Association of statins and statin discontinuation with poor outcome and survival after intracerebral hemorrhage. Stroke，2012，43（6）：1518-1523.

55. STEINER T，AL-SHAHI S R，BEER R，et al. European stroke organisation（ESO）guidelines for the management of spontaneous intracerebral hemorrhage. Int J Stroke，2014，9（7）：840-855.

56. JUNG J M，CHOI J Y，KIM H J，et al. Statin use in spontaneous intracerebral hemorrhage：a systematic review and meta-analysis. Int J Stroke，2015，10 Suppl A100：10-17.

57. FLINT A C，CONELL C，RAO V A，et al. Effect of statin use during hospitalization for intracerebral hemorrhage on mortality and discharge disposition. JAMA Neurol，2014，71（11）：1364-1371.

58. WINKLE R J，SHOUP J P，CZAP A，et al. Long-term improvement in outcome after intracerebral hemorrhage in patients treated with statins. J Stroke Cerebrovasc Dis，2013，22（8）：e541-e545.

59. BAI Y，HU Y，WU Y，et al. A prospective，randomized，single-blinded

trial on the effect of early rehabilitation on daily activities and motor function of patients with hemorrhagic stroke. J Clin Neurosci, 2012, 19 (10)：1376-1379.

60. No authors.Correction to：guidelines for adult stroke rehabilitation and recovery：a guideline for healthcare professionals from the American heart association/American stroke association. stroke, 2017, 48 (2)：e78.

61. STERN-NEZER S, EYNGORN I, MLYNASH M, et al.Depression one year after hemorrhagic stroke is associated with late worsening of outcomes. Neuro Rehabilitation, 2017, 41 (1)：179-187.

62. KOIVUNENR J, HARNO H, TATLISUMAK T, et al. Depression, anxiety, and cognitive functioning after intracerebral hemorrhage. Acta Neurol Scand, 2015, 132 (3)：179-184.

63. JUNGI Y, LIM J Y, KANG E K, et al. The factors associated with good responses to speech therapy combined with transcranial direct current stimulation in post-stroke aphasic patients. Ann Rehabil Med, 2011, 35 (4)：460-469.

64. LUVIZUTTO G J, RIZZATI G R, FOGAROLI M O, et al. Treatment of unilateral spatial neglect after stroke using transcranial direct current stimulation (ELETRON trial)：study protocol for a randomized controlled trial. Trials, 2016, 17 (1)：479.

65. CHIANG C F, LIN M T, HSIAO M Y, et al. Comparative efficacy of noninvasive neurostimulation therapies for acute and subacute poststroke dysphagia：a systematic review and network meta-analysis. Arch Phys Med Rehabil, 2019, 100 (4)：739-750.

66. ZANDVLIET S B, MESKERS C G M, KWAKKEL G, et al. Short-term effects of cerebellar tDCS on standing balance performance in patients with chronic stroke and healthy age-matched elderly. Cerebellum, 2018, 17 (5)：575-589.

67. FLUETG G, MERIANS A S , QIU Q , et al. Robots integrated with virtual reality simulations for customized motor training in a person with upper extremity hemiparesis：a case study. J Neurol Phys Ther, 2012, 36 (2)：79-86.

68. GIBBONSE M, THOMSON A N , DE NORONHA M, et al. Are virtual reality technologies effective in improving lower limb outcomes for patients following stroke-a systematic review with meta-analysis. Top Stroke Rehabil, 2016, 23 (6)：440-457.

69. PEREZ-MARCOS D, CHEVALLEY O, SCHMIDLIN T, et al. Increasing upper limb training intensity in chronic stroke using embodied virtual reality：a pilot study. J Neuroeng Rehabil, 2017, 14 (1)：119.

70. THOMPSON-BUTEL A G, SHINER C T, MCGHEE J, et al. The role of personalized virtual reality in education for patients post stroke-a qualitative case series. J Stroke Cerebrovasc Dis, 2019, 28 (2)：450-457.

71. HOCHBERGL R, BACHER D , JAROSIEWICZ B, et al. Reach and grasp by people with tetraplegia using a neurally controlled robotic arm. Nature, 2012, 485 (7398)：372-375.

72. CERVERAM A, SOEKADAR S R, USHIBA J, et al. Brain-computer interfaces for post-stroke motor rehabilitation：a meta-analysis. Ann Clin Transl Neurol, 2018, 5 (5)：651-663.

73. BENNETT M H, WEIBEL S, WASIAK J, et al. Hyperbaric oxygen therapy for acute ischaemic stroke. Cochrane Database Syst Rev, 2014 (11): Cd004954.

74. DALY S, THORPE M, ROCKSWOLD S, et al. Hyperbaric oxygen therapy in the treatment of acute severe traumatic brain injury: a systematic review. Journal of Neurotrauma, 2018, 35 (4): 623-629.

75. LI X, LI J, YANG X, et al. Hyperbaric-oxygen therapy improves survival and functional outcome of acute severe intracerebral hemorrhage. Arch Med Res, 2017, 48 (7): 638-652.

76. XU Q, FAN S B, WAN Y L, et al. The potential long-term neurological improvement of early hyperbaric oxygen therapy on hemorrhagic stroke in the diabetics. Diabetes Research and Clinical Practice, 2018, 138: 75-80.

77. BREGT D R V, THOMAS T C, HINZMAN J M, et al.Substantianigra vulnerability after a single moderate diffuse brain injury in the rat. Exp Neurol, 2012, 234 (1): 8-19.

78. EAKIN K, HOFFER B, MILLE R J.Substantia nigra vulnerability after a single moderate diffuse brain injury in the rat. Exp Neurol, 2012, 234 (1): 8-19.

79. NAKAJIMA M, HIRANO T, TERASAKI T, et al.Signal change of the substantia nigra on diffusion-weighted imaging following striatal infarction. Intern Med, 2010, 49 (1): 65-68.

80. FAN S J, LEE F Y, CHEUNG M M, et al.Bilateral substantia nigra and pyramidal tract changes following experimental intracerebral hemorrhage: an MR diffusion tensor imaging study. NMR Biomed, 2013, 26 (9): 1089-1095.

81. YANG Y， ZHANG X， GE H， et al. Epothilone B benefits nigrostriatal pathway recovery by promoting microtubule stabilization after intracerebral hemorrhage. J Am Heart Assoc， 2018， 7（2）：e007626.

82. RINKER B.Nerve transfers to restore upper extremity： a practical user's guide. Ann Plastic Surg， 2015， 75（suppl 4）： S222-S228.

83. ESTRELLA E P， FAVILA AS J R. Nerve transfers for shoulder function for traumatic brachial plexus injuries. J Rcconstr Microsurg， 2014， 30（1）： 59-64.

84. LIMTHONGTHANG R， BACHOURA A， SONGCHAROEN P， et al. Adult brachial plexus injury： evaluation and management. Orthop Clin North Am， 2013， 44（4）： 591-603.

85. SOUZA F H， BERNARDINO S N， FILHO H C， et al. Comparison between the anterior and posterior approach for transfer of the spinal accessory nerve to the suprascapular nerve in late traumatic brachial plexus injuries. Acta Neurochir(Wien)， 2014， 156（12）： 2345-2349.

86. MALUNGPAISHROPE K， LEECHAVENGVONGS S， WITOONCHART K， et al. Simultaneous intercostal nerve transfers to deltoid and triceps muscle through the posterior approach. J Hand Surg Am， 2012， 37（4）：677-682.

87. 徐文东，顾玉东 . 手外科扎根临床不断创新 . 复旦学报（医学版），2017，44（6）：703-706.

88. ZUO C T， HUA X Y， GUAN Y H， et al. Long-range plasticity between intact hemispheres after contralateral cervical nerve transfer in humans. J Neurosurg， 2010， 113（1）： 133-140.

89. DOUWE D. Lithium：the gripping history of a psychiatric success story. NATURE, 2019, 572：584-585.

90. YU F, WANG Z, TANAKA M, et al. Posttrauma cotreatment with lithium and valproate：reduction of lesion volume, attenuation of blood-brain barrier disruption, and improvement in motor coordination in mice with traumatic brain injury. J NEUROSURG, 2013, 119 (3)：766-773.

91. YU F, WANG Z, TCHANTCHOU F, et al. Lithium ameliorates neurodegeneration, suppresses neuroinflammation, and improves behavioral performance in a mouse model of traumatic brain injury. J NEUROTRAUM, 2012, 29 (2)：362-374.

92. LI R, LIU Z, WU X, et al. Lithium chloride promoted hematoma resolution after intracerebral hemorrhage through GSK-3β-mediated pathways-dependent microglia phagocytosis and M2-phenotype differentiation, angiogenesis and neurogenesis in a rat model. BRAIN RES BULL, 2019, 152：117-127.

93. CARLSON S W, DIXON C E. Lithium improves dopamine neurotransmission and increases dopaminergic protein abundance in the striatum after traumatic brain injury. J NEUROTRAUM, 2018, 35 (23)：2827-2836.

94. KANG K, KIM Y, ROH J N, et al. Lithium pretreatment reduces brain injury after intracerebral hemorrhage in rats. NEUROL RES, 2012, 34 (5)：447-454.

95. ZHAO Y, WEI Z Z, ZHANG J Y, et al. GSK-3β inhibition induced neuroprotection, regeneration, and functional recovery after intracerebral hemorrhagic stroke. CELL TRANSPLANT, 2017, 26 (3)：395-407.

96. KANG K, KIM Y J, LEE S H, et al. Lithium fails to enhance neurogenesis in subventricular zone and dentate subgranular zone after intracerebral hemorrhage in rats. NEUROL RES, 2014, 36 (1): 79-85.

97. LI R, LI W, ZHAO S, et al. Lithium posttreatment alleviates blood-brain barrier injury after intracerebral hemorrhage in rats. NEUROSCIENCE, 2018, 383: 129-137.

98. ZHENG J, LIU Z, LI W, et al. Lithium posttreatment confers neuroprotection through glycogen synthase kinase-3β inhibition in intracerebral hemorrhage rats. J Neurosurg, 2017, 127 (4): 716-724.

99. FRANCESCO B, IRENE B, IGNAZIO B, et al. Lithium and GSK3-b promoter gene variants influence white matter microstructure in bipolar disorder. Neuropsychopharmacology, 2013, 38: 313-327.

（陈图南　李卫娜　杨　阳　李明熹）

# 出版者后记
## Postscript

　　科学技术文献出版社自 1973 年成立即开始出版医学图书，40 余年来，医学图书的内容和出版形式都发生了很大变化，这些无一不与医学的发展和进步相关。《中国医学临床百家》从 2016 年策划至今，感谢 600 余位权威专家对每本书、每个细节的精雕细琢，现已出版作品近百种。2018 年，丛书全面展开学科总主编制，由各个学科权威专家指导本学科相关出版工作，我们以饱满的热情迎来了《中国医学临床百家》丛书各个分卷的诞生，也期待着《中国医学临床百家》丛书的出版工作更加科学与规范。

　　近几年，中国的临床医学有了很大的发展，在国际医学领域也开始崭露头角。以北京天坛医院牵头的 CHANCE 研究成果改写美国脑血管病二级预防指南为标志，中国一批临床专家的科研成果正在走向世界。但是，这些权威临床专家的科研成果多数首先发表在国外期刊上，之后才在国内期刊、会议中展现。如果出版专著，又为多人合著，专家个人的观点和成果精华被稀释。为改变这种零落的展现方式，作为科技部主管的唯一一家出版机构，我们有责任为中国的临床医生提供一个系统展示临床研究成果的舞台。为此，我们策划出版了这套高端医学专著——《中国医学临床百家》丛书。

"百家"既指临床各学科的权威专家，也取百家争鸣之义。

丛书中每一本书阐述一种疾病的最新研究成果及专家观点，按年度持续出版，强调医学知识的权威性和时效性，以期细致、连续、全面展示我国临床医学的发展历程。与其他医学专著相比，本丛书具有出版周期短、持续性强、主题突出、内容精练、阅读体验佳等特点。在图书出版的同时，同步通过万方数据库等互联网平台进入全国的医院，让各级临床医师和医学科研人员通过数据库检索到专家观点，并能迅速在临床实践中得以应用。

在与作者沟通过程中，他们对丛书出版的高度认可给了我们坚定的信心。北京协和医院邱贵兴院士说"这个项目是出版界的创新……项目持续开展下去，对促进中国临床学科的发展能起到很大作用"。北京大学第一医院霍勇教授认为"百家丛书很有意义"。我们感谢这么多临床专家积极参与本丛书的写作，他们在深夜里的奋笔，感动着我们，鼓舞着我们，这是对本丛书的巨大支持，也是对我们出版工作的肯定，我们由衷地感谢作者的支持与付出！

在传统媒体与新兴媒体相融合的今天，打造好这套在互联网时代出版与传播的高端医学专著，为临床科研成果的快速转化服务，为中国临床医学的创新及临床医师诊疗水平的提升服务，我们一直在努力！

科学技术文献出版社

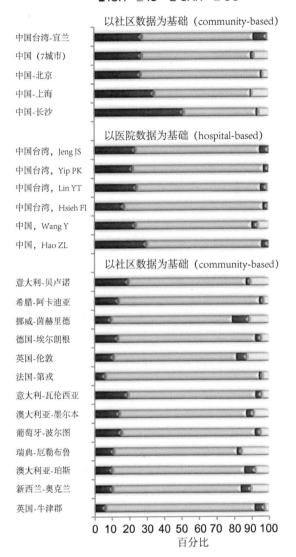

■ICH ▫IS ■SAH ▫UC

以社区数据为基础 (community-based)

中国台湾-宜兰
中国（7城市）
中国-北京
中国-上海
中国-长沙

以医院数据为基础 (hospital-based)

中国台湾，Jeng JS
中国台湾，Yip PK
中国台湾，Lin YT
中国台湾，Hsieh FI
中国，Wang Y
中国，Hao ZL

以社区数据为基础 (community-based)

意大利-贝卢诺
希腊-阿卡迪亚
挪威-茵赫里德
德国-埃尔朗根
英国-伦敦
法国-第戎
意大利-瓦伦西亚
澳大利亚-墨尔本
葡萄牙-波尔图
瑞典-厄勒布鲁
澳大利亚-珀斯
新西兰-奥克兰
英国-牛津郡

0 10 20 30 40 50 60 70 80 90 100
百分比

**彩插 1 不同国家及地区脑卒中各亚型的发病率（见正文 P020）**

引自：TSAI C F，THOMAS B，SUDLOW C L.Epidemiology of stroke and its subtypes in Chinese vs white populations：a systematic review.Neurology，2013，81（3）：264-272.

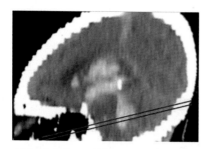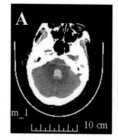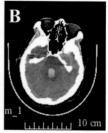

左图为矢状位 CT 图像，红色代表基于不同的基线扫至四脑室最大前后径的扫描层；右侧 A 图为左图中上面红色扫描层对应的轴位 CT 图像，右侧 B 图为左图中下面红色扫描层对应的轴位 CT 图像，明显可见两者四脑室大小不一致。

**彩插 2  不同的 CT 扫描基线对应的轴状位 CT 图像不同**
（见正文 P065）

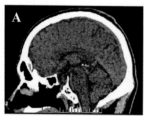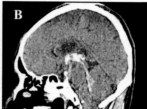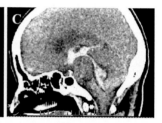

A（MRI）：健康成年人；B（CT）：四脑室出血未扩张（Ⅰ度）；C（CT）：四脑室出血伴扩张（Ⅱ度）。红色虚线代表脑干背侧线。

**彩插 3  MRI 及 CT 矢状位图像显示脑干背侧线**（见正文 P065）

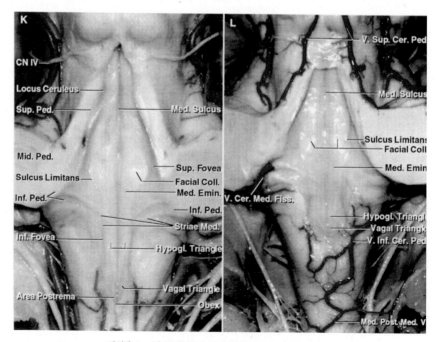

**彩插 4  脑干背侧实体解剖**（见正文 P066）

引自：RHOTON A L. PHOTON 颅脑解剖与手术入路. 北京：中国科学技术出版社，2010.

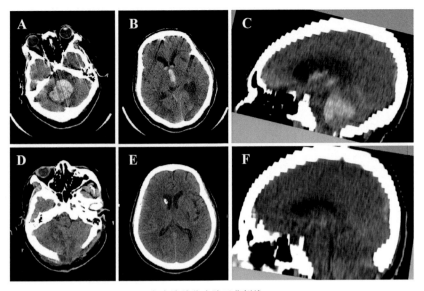

红色虚线代表脑干背侧线。

彩插 5　术前及术后第 7 天头部 CT（见正文 P070）

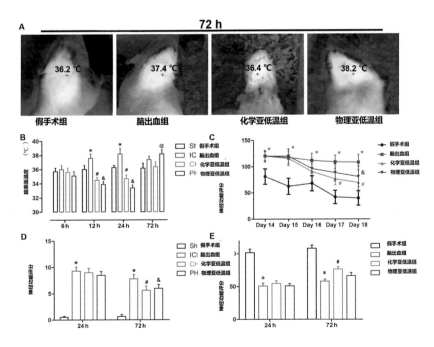

彩插 6　大鼠脑出血模型亚低温治疗后颅内核心温度示意（见正文 P084）

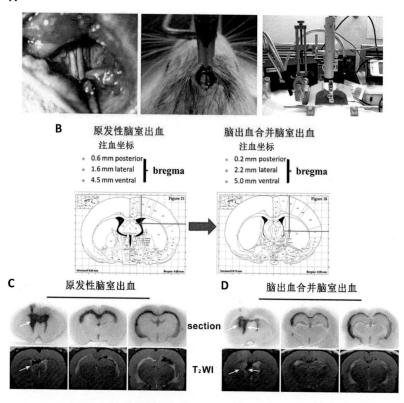

彩插 7　IVH 脑室出血动物模型建立（见正文 P110）

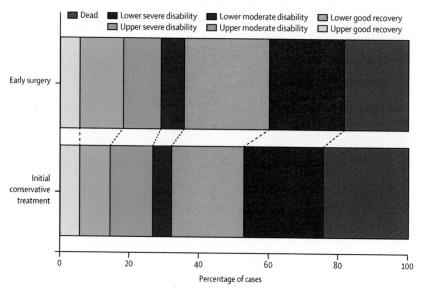

彩插 8　6 个月时预后分布百分条（见正文 P125）

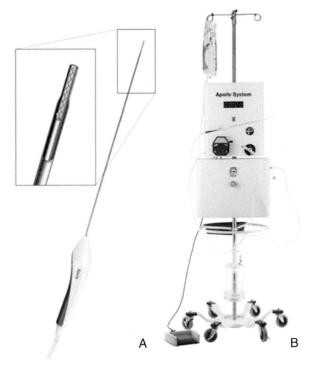

彩插 9　Apollo 手术系统的装置（见正文 P131）

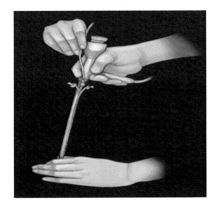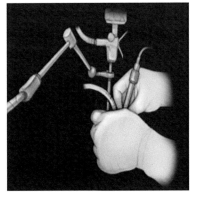

彩插 10　内镜内技术和内镜外技术（见正文 P135）

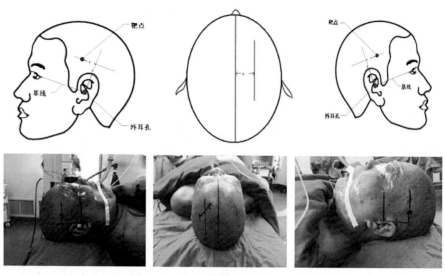

彩插 11　头皮标识（见正文 P158）

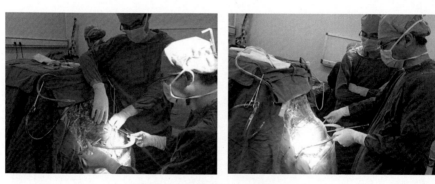

彩插 12　安装头架（见正文 P158）

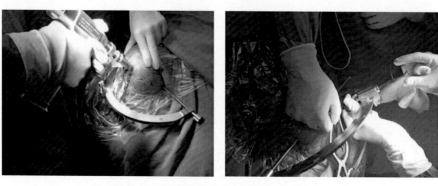

彩插 13　钻孔和定向穿刺（见正文 P159）

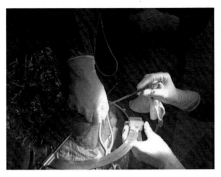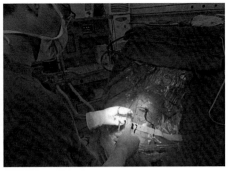

彩插 14 分离导引器（见正文 P159）

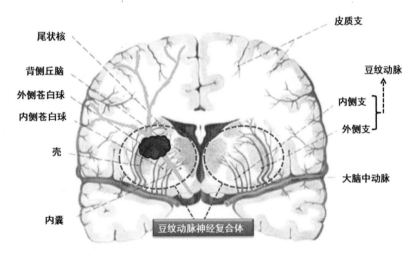

彩插 15 豆纹动脉神经复合体出血模式（见正文 P186）

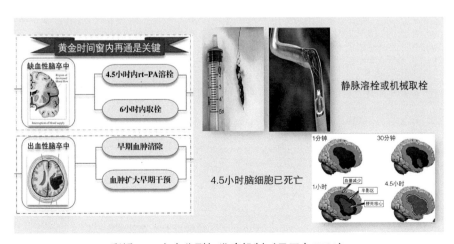

彩插 16 卒中分型与发病机制（见正文 P191）

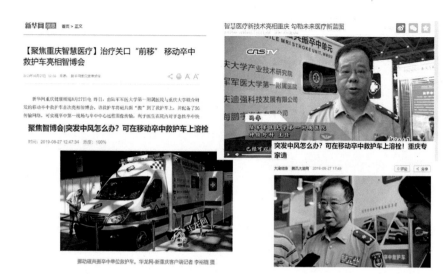

**彩插 17　全球首台车载化 MRI 亮相智博会（见正文 P204）**

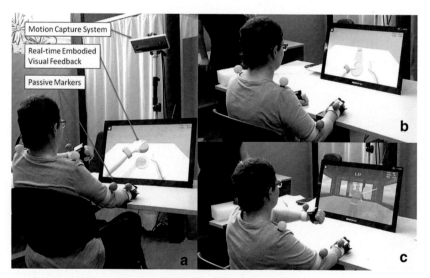

a：参与者与 Mind Motion PRO 技术进行上肢交互训练；b：参与者正在进行接触训练；

c：参与者正在进行 Fruitchamp 训练。

**彩插 18　虚拟现实技术用于交互式康复训练（见正文 P246）**

引自：PEREZ-MARCOS D，CHEVALLEY O，SCHMIDLIN T，et al.Increasing upper limb training intensity in chronic stroke using embodied virtual reality：a pilot study.J Neuroeng Rehabil，2017，14（1）：119.

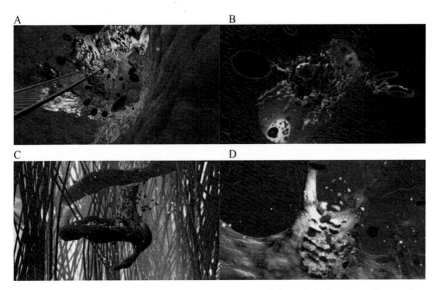

彩插 19　对卒中病因不同的患者进行个体化可视虚拟现实教育（见正文 P247）

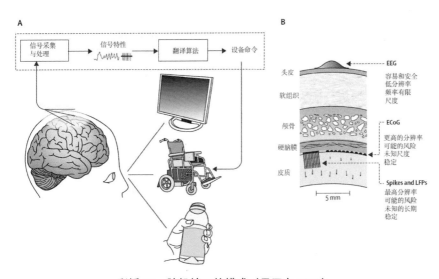

彩插 20　脑机接口的模式（见正文 P248）

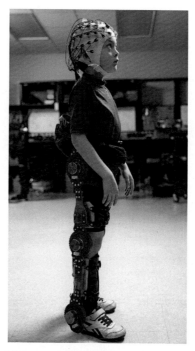

彩插 21　Alford 在使用脑机接口技术
控制机械腿（见正文 P249）

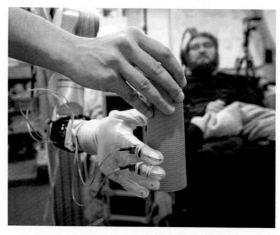

彩插 22　Nathan Copeland（后面）使用机械臂时，通过压力传感器和初级感觉神经皮
层上的电极使大脑可以感受到触觉（见正文 P250）

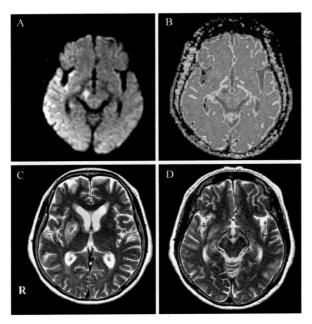

A：病例 2，纹状体缺血 10 天后黑质区 DWI 成像；B：黑质区高信号伴随 ADC 值下降；

C：T₂WI 显示纹状体的梗死区域伴出血性转化；D：T₂WI 显示同一患者黑质区稍增高信号。

**彩插 23　病例 2 患者纹状体缺血后第 10 天黑质区和纹状体区磁共振成像结果（见正文 P258）**

引自：NAKAJIMA M，HIRANO T，TERASAKI T，et al. Signal change of the substantia nigra on diffusion-weighted imaging following striatal infarction. Intern Med，2010，49（1）：65-68.

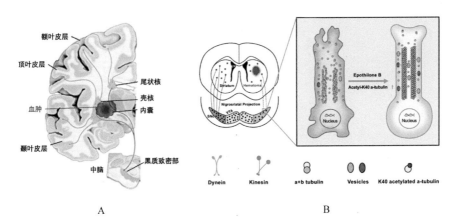

A：纹状体出血导致黑质纹状体通路损伤的模式；B：靶向稳定微管可以改善大鼠纹状体出血后黑质纹状体通路的损伤。

**彩插 24　微管解聚参与脑出血后黑质纹状体损伤的机制模式（见正文 P260）**

引自：YANG Y，ZHANG X，GE H F，et al.Epothilone B benefits nigrostriatal pathway recovery by promoting microtubule stabilization after intracerebral hemorrhage.J Am Heart Assoc，

2018，7（2）：e007626.